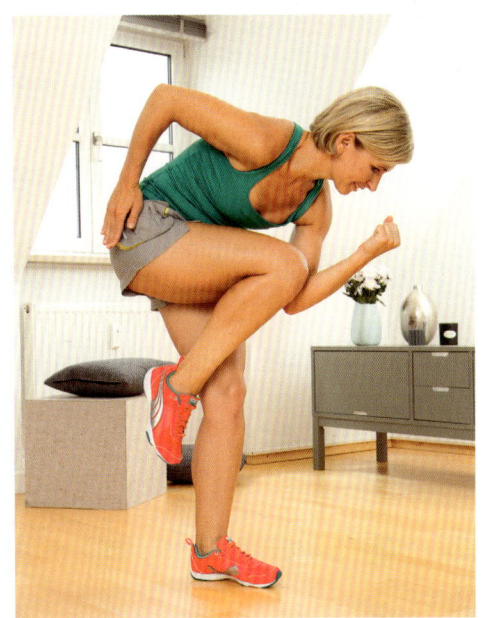

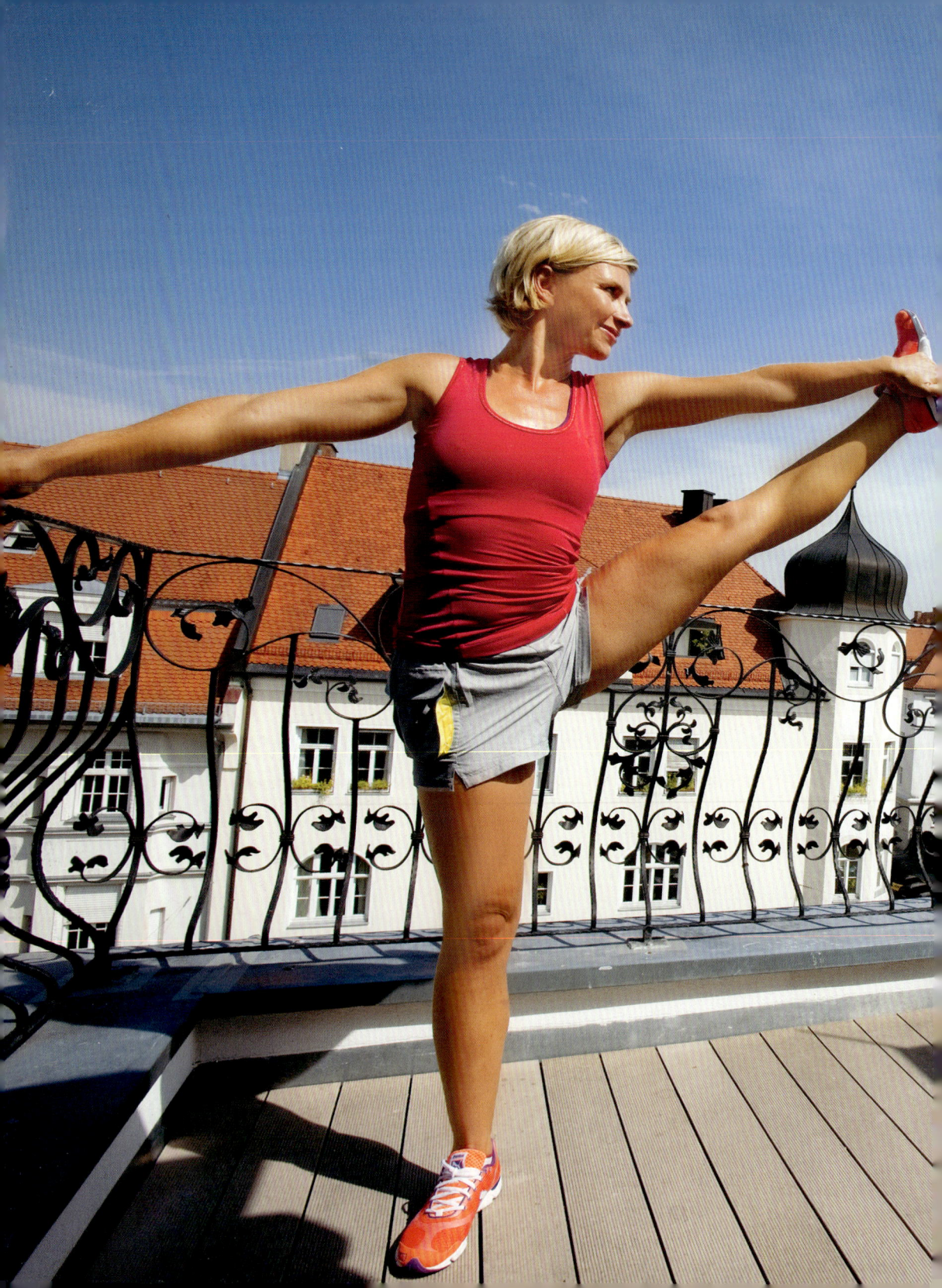

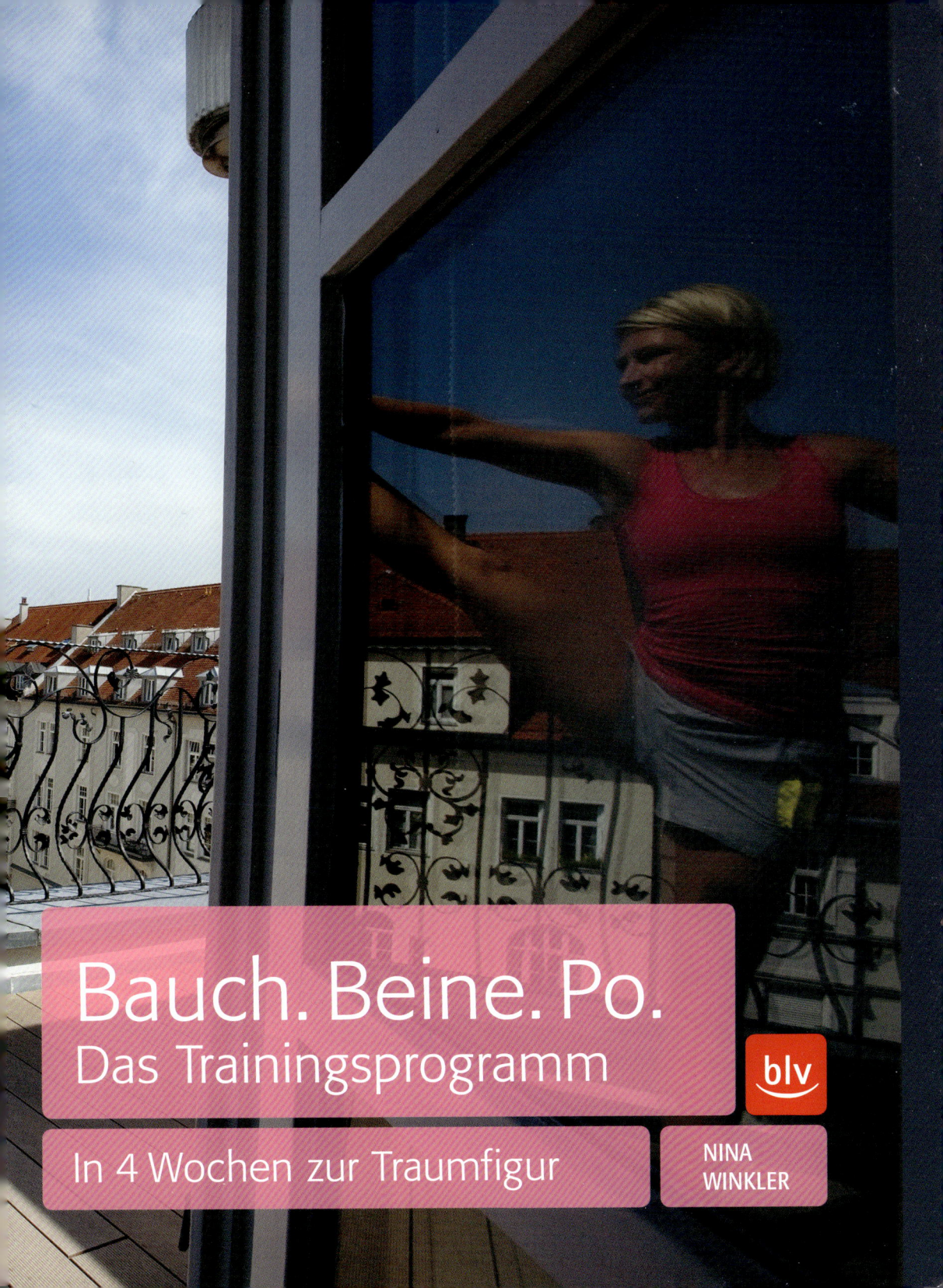

Bauch. Beine. Po.
Das Trainingsprogramm

In 4 Wochen zur Traumfigur

NINA
WINKLER

blv

Was Sie in diesem Buch finden

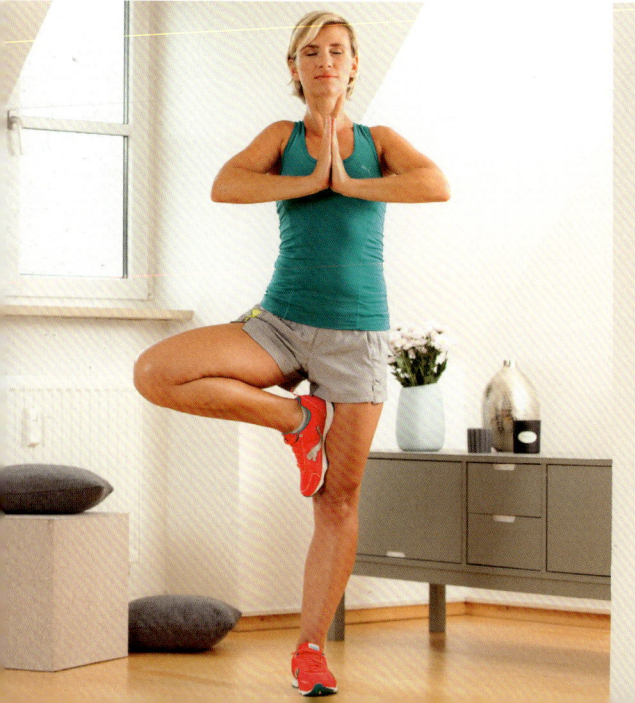

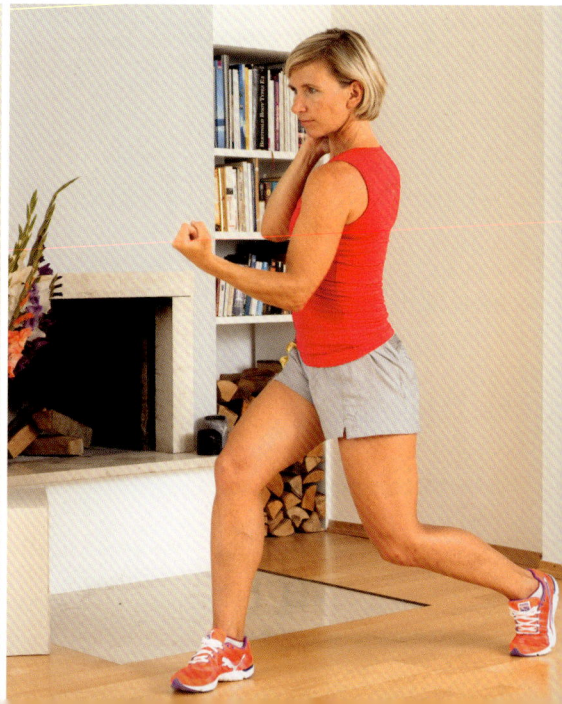

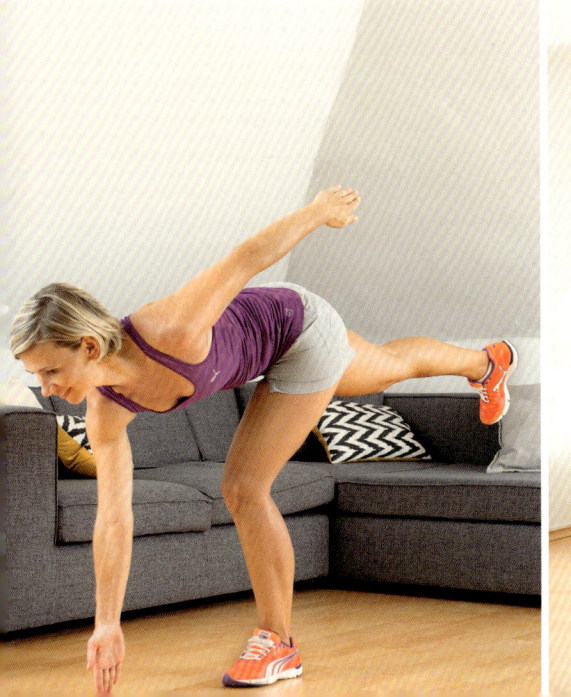
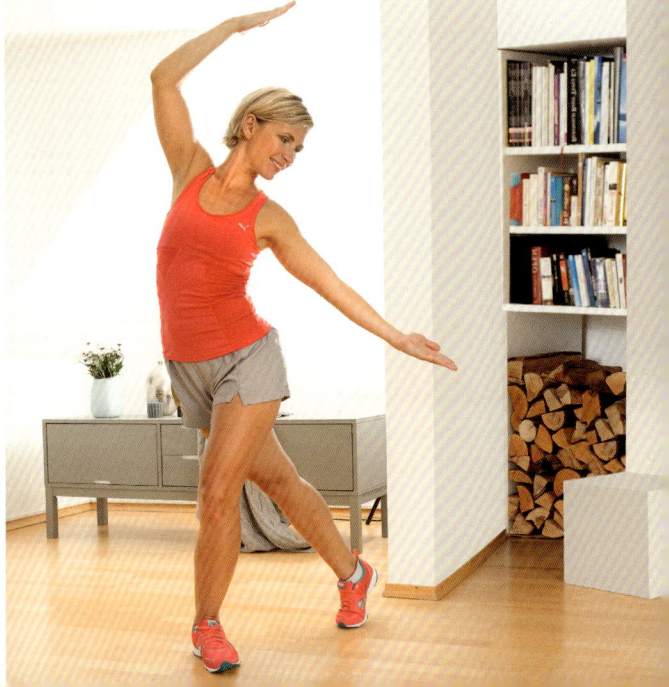

Ein Wort zuvor

Sonne, leichter Wind, 25 Grad. Dazu Meerblick, ein paar kleine Wölkchen, viel gute Laune und noch mehr Motivation. Wer so gesegnet ist, dem fällt es mit Sicherheit auch leichter, sich gesund zu ernähren, einem regelmäßigen Sportprogramm zu folgen und das Ganze auch noch mit Vergnügen zu tun. Wenn Sie aber nicht gerade im Urlaub sind oder im Süden wohnen, könnte der Start ein wenig schwieriger sein. Trotzdem ist es möglich, auch unter weniger vorteilhaften äußeren Bedingungen etwas für sich zu tun, den Körper zu formen, Fett abzubauen und die Figur zu verbessern – und letzten Endes die Sonne im Herzen zum Scheinen zu bringen. Setzen Sie Ihren inneren Schweinehund einfach vor die Tür – am besten sofort!

Neustart im Kopf

Das Meer liegt vielleicht nicht vor Ihrer Haustür – aber Sie können es sich doch bestimmt vorstellen, oder? Dann haben Sie bereits die Grundlage für Ihre Veränderung gefunden. Stellen Sie sich jetzt bitte einfach vor, wie Sie im nächsten Urlaub im Bikini aussehen möchten. Welche Bodyzonen sich verändern sollen, wie Sie mit sich selbst zufrieden sind und sich rundum wohlfühlen im eigenen Körper. Legen Sie den Schalter um, der bisher auf »unmöglich« zeigte – und freunden Sie sich mit dem Gedanken an, dass eine Veränderung möglich ist und auch geschehen wird, wenn Sie bereit sind, sie zuzulassen. Klingt einfacher, als es ist? Nicht

wirklich, wenn Sie bereit sind, dieses Mal, nur dieses eine Mal nicht am Symptom, sondern an der Wurzel des Problems zu graben. Anders ausgedrückt: Wenn Sie ein Baum wären und jemand wollte Sie absägen, würden Sie dann mit der Säge sprechen, um das zu verhindern? Oder würden Sie mit der Person sprechen, die die Säge hält? Gehen Sie einen einfachen Schritt weiter als sonst und setzen Sie dort an, wo Sie wirklich etwas bewirken können: Beim eigenen Denken.

Tagtäglich, Sekunde für Sekunde schaffen Sie Ihre eigene Wirklichkeit, beeinflussen Ihre Lebensweise und unterstützen oder boykottieren dadurch auch Ihre Figurpläne. Positive Bilder im Kopf zu schaffen, ein Ziel vor Augen zu haben ist wesentlich mehr wert als das nächste, ultimative Workout, der modernste, einzigartige Ernährungsplan oder das neueste Wundermittel aus der Tube. Denn all diese Dinge sind ja bloß die Säge aus dem oben genannten Beispiel … Und bloß nebenbei bemerkt: Zuerst sägen Sie sich damit vermutlich den Ast ab, auf dem Sie sitzen. Denn das können vor allem wir Frauen wirklich gut: Uns selbst boykottieren, runtermachen und dem Spiegelbild den Kampf ansagen, anstatt uns liebevoll, dankbar und mit Nachsicht zu behandeln und die Berge an Frauenzeitschriften mit verhungerten, blutleeren Magermädchen und gephotoshopten Kunstbodys dorthin zu stecken, wo sie wirklich hingehören: in die Altpapiersammlung. Lassen Sie sich nicht länger von den Medien gängeln – und denken Sie daran: Eine Revolution hat noch nie in der Mitte begonnen. Sie startet immer am Rande, wird zu Anfang belächelt, nicht ernst genommen – bis sie eine gewisse Tragkraft entwickelt, an der niemand mehr vorbeikann. Und vielleicht auch nicht will. Seien Sie die Veränderung – Ihre Veränderung – die unsere Silikonersatzteillager-Gesellschaft so dringend braucht. Werden Sie aktiv, werden Sie fit und schließen Sie eine liebevolle, gesunde Veränderung Ihrer inneren Einstellung hier ebenso mit ein wie die Tatsache, dass Sie nun trotz allen Revoluzzertums den Hintern von der Couch hochbekommen müssen. Ganz alleine, aus eigener Überzeugung und weil SIE Lust darauf haben!

Power-Cocktail für die Figur

Stellen Sie sich mithilfe dieses Buches eine unwiderstehliche Mischung zusammen, mit der Sie gar nicht anders können, als von der Couch aufzuspringen und sich zu bewegen! Was Sie dafür brauchen? Eigentlich nicht viel: guten Wille, Sportschuhe und Sportkleidung, dieses Buch hier und nette Menschen in Ihrer Umgebung, die Ihr Vorhaben, sich körperlich zu verändern, zu einhundert Prozent unterstützen. Die sich mit Ihnen freuen, wenn Sie in die Sportschuhe steigen, und nicht damit beschäftigt sind, Ihnen dieses Figurvorhaben auszureden. Mit diesem Cocktail fällt es Ihnen dann hoffentlich nicht mehr allzu schwer, einfach die ersten Seiten dieses Ratgebers zu lesen. Sie starten dabei ebenso sanft wie einfach – und bekommen hoffentlich einen Motivationsschub, der es schwermachen dürfte, Sie von Ihrem

Vorhaben, Bauch, Beine und Po in Form zu bringen abzuhalten. Und was den Rest des Körpers, insbesondere die Schaltzentrale am oberen Ende Ihrer Wirbelsäue, betrifft: Seien Sie einfach Sie selbst. Stehen Sie zu sich und deklarieren Sie alles, was nicht der Norm entspricht, als Merkmal Ihrer individuellen, persönlichen Schönheit. Wissen Sie eigentlich, dass Männer teilweise gar nicht wissen, was Cellulite ist? Solange Sie nicht darüber sprechen, keine Energie, keine Zeit und auch keine Worte darauf verschwenden, wird dieser Begriff in Männerköpfen auch weiterhin große Fragezeichen hinterlassen – und das ist gut so.

Ich wünsche Ihnen viel Freude beim folgenden Trainingsprogramm. Bleiben Sie fit!

Ihre Nina Winkler

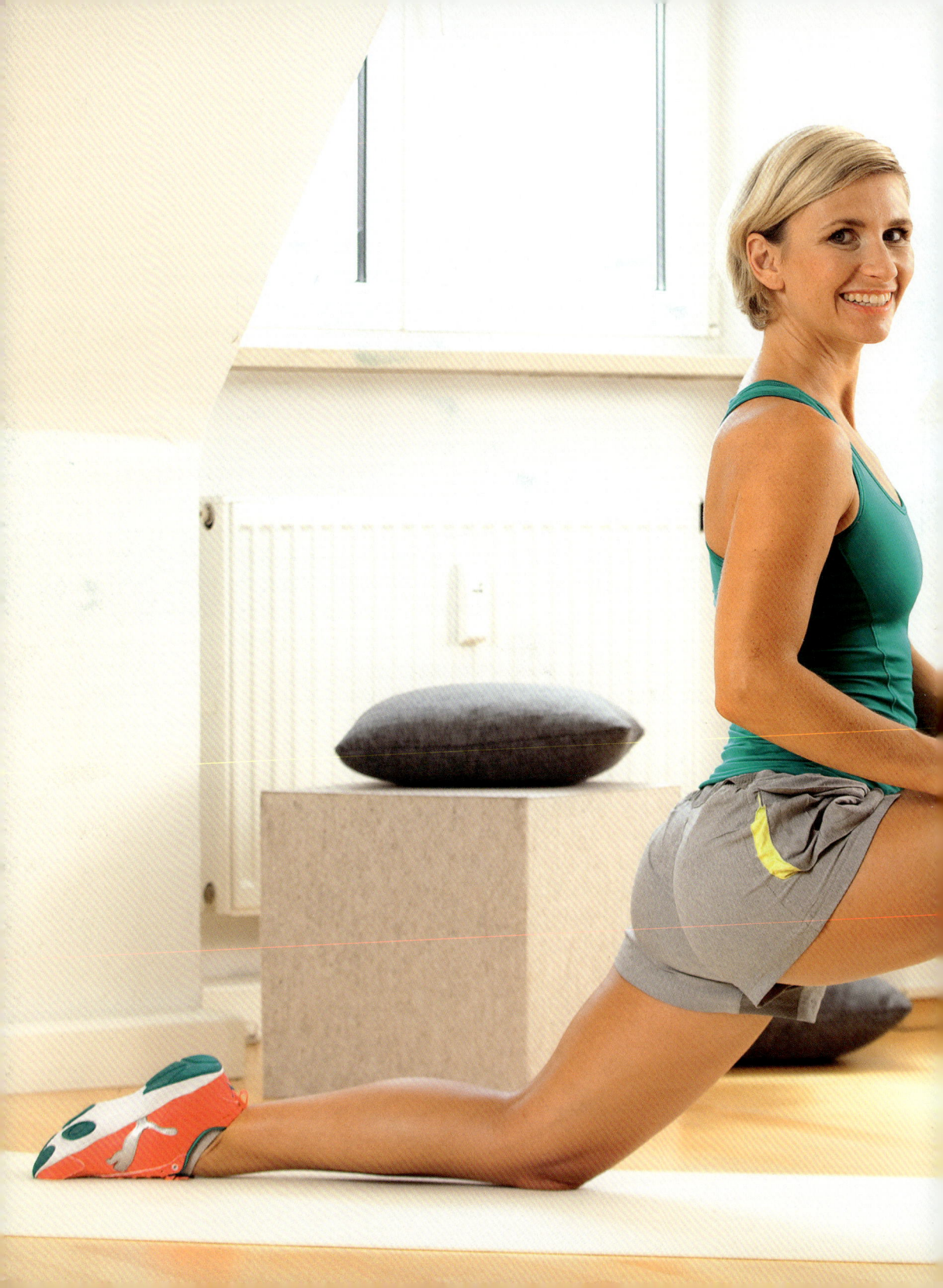

Bauch, Beine, Po: die Basics

Die optimalen Teamplayer für ein wirkungsvolles Bodyforming-Programm: Eine ausgewogene, vollwertige Ernährung und die richtige Mentalstrategie für viel Durchhaltevermögen. Bye, bye, Problemzonen!

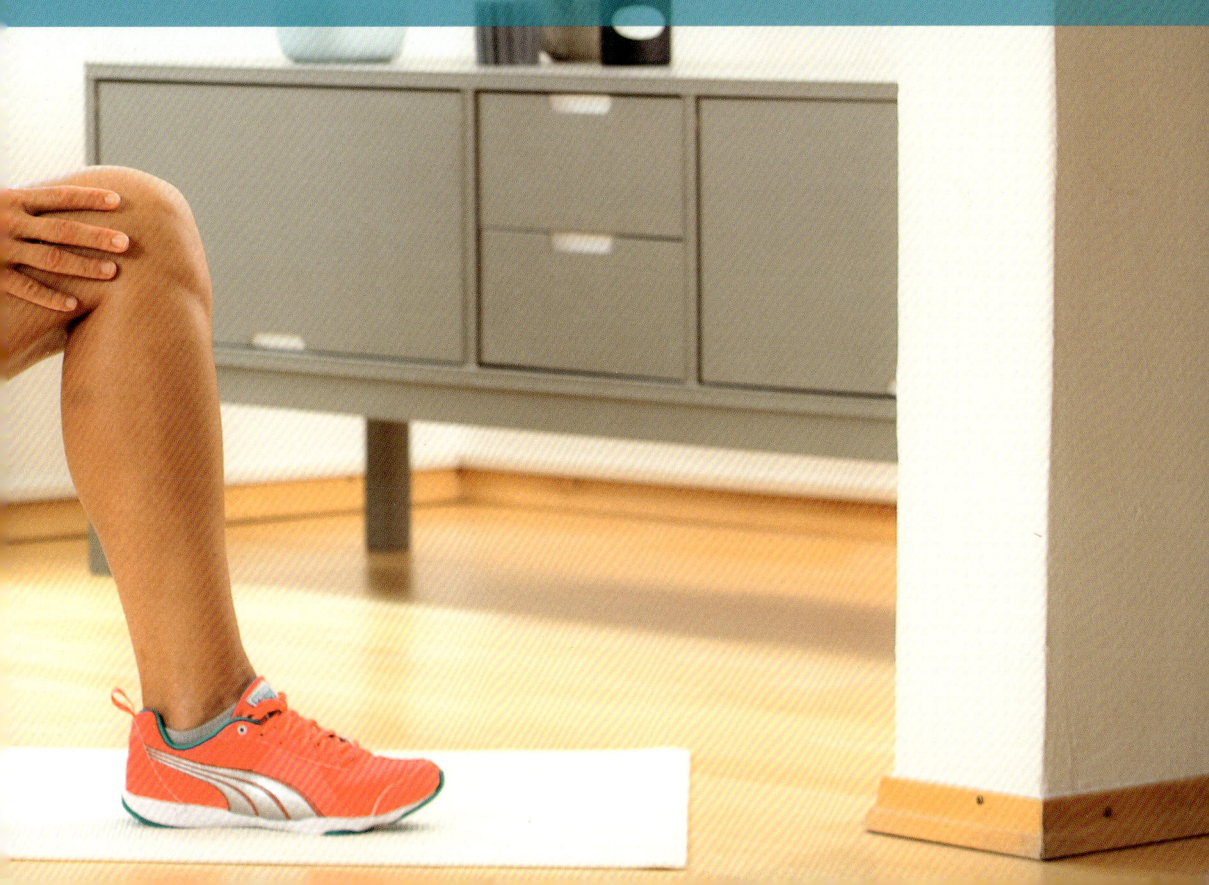

Training für Traumfigur

Sie wollen loslegen? Sehr gut! Aber halten Sie noch kurz inne und nehmen Sie sich die Zeit, die folgenden Seiten zu lesen. Stellen Sie sich vor, Sie fahren jahrelang einen Ferrari, aber nur innerorts in einer 30er-Zone. Wenn Sie nun auf die Autobahn geraten, woher sollten Sie dann wissen, dass Sie mehr als zwei Gänge haben und schneller als 30 fahren können? Und wüssten Sie auch sofort, wie man raufschaltet? Würden Sie es tun, ohne zu zögern? Gehört haben Sie das vielleicht schon mal, aber ausprobiert noch nicht.

Genauso verhält es sich mit Ihrem Stoffwechsel: Sie sind auf dem Weg, die geschlossene Ortschaft zu verlassen. Sie sind bereit, auf Touren zu kommen. Der Stoffwechsel könnte, er will sogar auf Hochtouren laufen – aber er braucht das entsprechende Training, um seine maximale Leistung vollkommen ausfahren zu können. Wie Sie sich darauf vorbereiten, welches Superbenzin Sie Ihrem Körper dabei reichen sollten und wie Sie den kürzesten Weg auf die Autobahn finden – das alles steht auf den kommenden Seiten. Also dann: Gang einlegen – und los geht's!

Ferrari oder Traktor?

Ein GPS-System brauchen Sie zwar nicht wirklich, aber es kann wesentlich leichter sein, sich damit zu orientieren, als mühselig in einer Papierkarte den eigenen Standort zu suchen. Bestimmen Sie also Ihren aktuellen Aufenthaltsort in Sachen Stoffwechsel, Ihren Ist-Zustand. Finden Sie heraus, ob Sie überhaupt schon im Stoffwechsel-Ferrari sitzen – oder ob Ihr Traktor zuerst noch ein wenig Tuning-Hilfe benötigt, bevor es richtig losgehen kann.

Wie viel Energie benötigen Sie wirklich?

Wissen Sie, wie gut Ihr Stoffwechsel wirklich funktioniert? Wie viele Kilokalorien, im Folgenden auch als Kalorien oder kcal abgekürzt, Sie täglich benötigen – und wie Sie den Verbrauch steigern können? Wichtig ist es, den Bedarf des Körpers richtig einschätzen zu können. Dazu müssen Sie den Grundumsatz, den Leistungsumsatz und den Verdauungsumsatz addieren.

Berechnen Sie bitte zunächst Ihren regulären Grundumsatz, wie er Ihrem Alter, Gewicht und Körpergröße entsprechend sein sollte. Das ist die Anzahl an Kilokalorien, die Sie bei absoluter körperlicher Ruhe und einer Durchschnittstemperatur von 28 °C verbrauchen würden.

So berechnen Sie Ihren Grundumsatz:
Frauen: 655 + (9,6 × Gewicht in kg) + (1,8 × Größe in cm) − (4,7 × Alter in Jahren)
Männer: 66,47 + (13,7 × Gewicht in kg) + (5 × Größe in cm) − (6,8 × Alter in Jahren)

Ein aktiver Lebensstil wird belohnt

Zusätzlich zum Grundumsatz benötigt der Körper Energie für jedes Plus an Bewegung.

Entscheiden Sie also, wie aktiv Ihr momentaner Lebensstil ist, und errechnen Sie Ihren Leistungsumsatz. Wählen Sie dazu einen der folgenden Multiplikationsfaktoren. Berücksichtigen Sie hierbei nicht nur die Aktivitäten in der Freizeit, sondern vor allem auch die Anstrengung, die Sie im Job erfahren. Nicht nur körperliche Schwerstarbeit, sondern bereits leichte Aktivitäten, wie regelmäßiges Treppensteigen oder mittägliche Spaziergänge sorgen für Pluspunkte auf Ihrem Kalorienkonto.

$$\text{Leistungsumsatz} =$$
$$\text{Grundumsatz} \times \text{Aktivitätsfaktor}$$

- sehr leicht, bspw. Bürojob: GU × 1,2
- normale Aktivität, bspw. Hausarbeit: GU × 1,3
- mäßig aktiv, bspw. regelmäßig mit dem Rad zur Arbeit/zum Einkaufen: GU × 1,4 bis 1,5
- aktiv, bspw. körperlich leicht fordernde Tätigkeit: GU × 1,6 bis 1,7
- stark aktiv, bspw. körperlich stark fordernde Tätigkeit: GU × 1,8 bis 1,9
- intensiv aktiv, bspw. Hochleistungssportler: GU × 2 bis 2,4

Ebenfalls aktiv: Ihr Körper

Zu guter Letzt benötigt auch noch die Verdauung etwa 6 bis 10 % der Gesamtenergie. Dieses Mehr an Energie rechnen Sie einfach zu Ihrem Bedarf, also zum Leistungsumsatz hinzu.

$$\text{Verdauungsumsatz} =$$
$$\text{Leistungsumsatz} \times 0,7$$

Damit ergibt sich der Gesamt-Kalorienbedarf pro Tag wie folgt:

$$\text{Kalorienverbrauch (in kcal)} =$$
$$\text{Leistungsumsatz} \times 1,07$$

Drei Rechnungen, ein Ergebnis: Ihr Kalorienbedarf

Grundumsatz, Leistungsumsatz und die benötigte Energie zur Verdauung ergeben zusammengerechnet Ihren Energiebedarf. Das ist die Menge an kcal, die Sie zu sich nehmen können, ohne zu- oder abzunehmen.

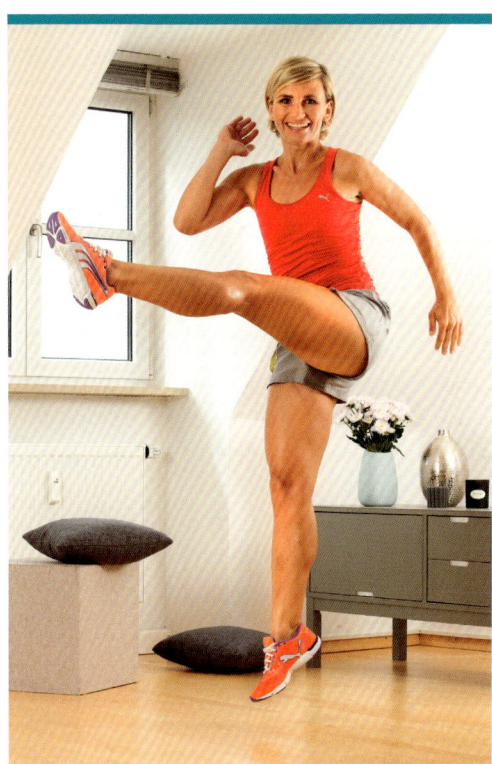

Regelmäßige Bewegung hebt nicht nur den Puls, sondern auch die Laune.

Diese Summe repräsentiert die Energiemenge, die Sie in etwa täglich benötigen, ohne zu- oder abzunehmen. Jetzt wissen Sie also, wie viel Energie Sie tatsächlich benötigen, um Ihr Gewicht zu halten. Übrigens: Kleinere Abweichungen verzeiht der Körper problemlos. Essen Sie mal ein, zwei Tage etwas mehr oder weniger, kann der Körper das innerhalb weniger Tage gut kompensieren – solange es sich nicht um eine dauerhafte Steigerung oder Senkung der Nahrungszufuhr handelt.

Mehr Bewegung – mehr Nahrung

Wenn Sie eine körperliche Anstrengung in Form von Sport absolvieren, verbraucht das je nach Aktivität und Dauer eine bestimmte Menge an Kalorien. Rechnen Sie dies mit einer erhöhten Nahrungsaufnahme in Ihre Bilanz hinein, verändert sich Ihr Gewicht trotzdem: Sie nehmen zu, denn Sie bauen Muskulatur auf. Doch keine Panik: Ein Mehr an Muskeln bedeutet, dass sich die Zusammensetzung des Körpers verändert. Mehr Muskeln und weniger Körperfett bedeutet also, dass es durchaus sein kann, dass Sie mehr wiegen, aber nach einiger Zeit eine Kleidergröße kleiner tragen können – ganz ohne großen Verzicht. Ist das nicht großartig?

Wenn der Stoffwechsel ein wenig lahmt …

Sollte Ihnen die angegebene Kalorienmenge sehr hoch erscheinen oder wissen Sie gar, dass Sie bei der angegebenen Menge an Kalorien zunehmen würden, befinden Sie sich wahrscheinlich bereits im Stoffwechseldilemma. Das kommt sehr häufig vor und betrifft vor allem Frauen, die sehr figurbewusst und kalorienarm essen. Auch Probleme im Hormonhaushalt können damit zusammenhängen, beispielsweise eine Unterfunktion der Schilddrüse. Kalorienreduzierte Diäten unter 1000 kcal pro Tag können den Stoffwechsel schädigen, wenn sie nicht systematisch oder dauerhaft durchgeführt werden.

Neustart für den Stoffwechsel

Um aus diesem Karussell wieder auszusteigen, können Sie eine Art Resetting, also einen Neustart, durchführen. Dabei bauen Sie den Stoffwechsel auf und gewöhnen den Körper langsam daran, mit einem Mehr an Energie zurechtzukommen und diese Energie nicht sofort »für schlechte Zeiten« ins Fettgewebe einzulagern. Steigern Sie dabei langsam die Energieaufnahme um etwa 100 kcal pro Woche und erhöhen Sie gleichzeitig Ihr Cardioprogramm. So stellen Sie zunächst sicher, dass die zusätzlichen Kalorien auch wieder aufgebraucht werden – und können auf lange Sicht den Körper zu einem erhöhten Energieumsatz bewegen.

Bis das neue Soll gefestigt ist, dauert es in etwa neun Monate; seien Sie sich also der nötigen Konsequenz bewusst, bevor Sie mit Ihrem Stoffwechsel experimentieren. Nach neun Monaten wird der Körper die neu gesetzte Energiemenge verstoffwechseln können – und der Sparmodus ist vorüber. Sie erkennen, dass sich der Stoffwechsel reguliert hat, wenn Sie innerhalb von 4 – 6 Wochen ein bis zwei Pfund abnehmen, ohne mehr Sport zu treiben. Ich würde Ihnen empfehlen, sich mit einem Arzt Ihres Vertrauens abzusprechen, bevor Sie diese Methode ausprobieren; vor allem, wenn Ihre Schilddrüse nicht richtig arbeitet oder Sie gesundheitliche Probleme hatten oder haben.

Haben oder Soll?
Ihr Kalorienkonto stellt sich vor

Ob Sie zu- oder abnehmen, ist also eine reine Rechenaufgabe, die vom Energiebedarf und von der Aktivität des Stoffwechsels abhängt. Wie viele Kalorien Sie bei einem normal funktionierenden Stoffwechsel täglich verzehren dürfen, wissen Sie nun. Das Gute daran ist: Sie können Ihr Plus auf dem Konto steigern. Dazu haben Sie zwei Möglichkeiten, die kombiniert für die besten Erfolge sorgen: Schlau essen und ein effektives Workout durchführen. Wenden wir uns zunächst der Bewegung zu. Hier gibt es wiederum zwei Möglichkeiten, die Ihnen helfen, das Haben auf dem Kalorienkonto zu erhöhen: Dauerhafte Wertanlagen schaffen – oder aber kurzfristige Investitionen tätigen, die möglicherweise ebenso schnell wieder verpufft.

Nachhaltige Methoden versus schnelle Effekte

Muskeltraining ist eine nachhaltige Möglichkeit, dauerhaft mehr Energiebedarf zu schaffen, also mehr zu verbrennen. Es gibt diverse Methoden, Muskeln zu trainieren. Alle haben ihre Berechtigung, und wenn Sie sehr fortgeschritten sind, würde ich Ihnen sofort nahelegen, sich mit einem Mehr an Gewicht beim Krafttraining oder bei der gezielten Ausformung spezifischer Muskelpartien durch ausgefeiltes Core-Training auseinanderzusetzen. Da dies aber kein Ratgeber für Sportprofis ist, möchte ich zunächst auf eine gemäßigte Methode eingehen, die gerade zu Beginn einer sportlichen Lebensumstellung wundervolle Effekte bringt: das Training der Muskeln mithilfe eines gezielten Kraftausdauertrainings. Das bedeutet, dass Sie alle Muskeln,

vor allem aber die zur Abschwächung neigenden Partien, mit vielen Wiederholungen und zunächst nur mit der Belastung durch das eigene Körpergewicht bearbeiten. Aber zuerst möchte ich Ihnen noch ein paar Worte über Ihre Muskeln erzählen, denn viele Frauen fürchten sich schon vor dem Wort und denken dabei gleich an Arnold Schwarzenegger und Rocky-Filme.

Setzen Sie auf Muskelpower!

Die dauerhaften Wertanlagen im Körper sind Muskeln, also Muskulatur in allen Facetten. Denken Sie sofort an Arnolds üppige Oberarme und ausladende Oberschenkel? Ich nicht, ganz im Gegenteil. Mir schweben eher die kleinen, kraftvollen Partien der Tiefenmuskulatur vor: Kleine Müskelchen am Rumpf, die die Wirbelsäule stabilisieren und dabei helfen, den Bauch schön flach zu machen. Beispielsweise der tief liegende, quer verlaufende Bauchmuskel, der für die grundlegende Straffheit der Mitte sorgt. Muskeln, die die Taille schön schmal wirken lassen können. Die einer Ballerina helfen, stets würdevoll und bestens aufgerichtet zu gehen, zu tanzen, sich anmutig zu bewegen. Die einem Kletterer helfen, sich auch über knifflige Felsvorsprünge in die Höhe zu bewegen, und die einer Wellensurferin Gleichgewicht und Geschicklichkeit auf dem Wasser verleihen. Generell kann man sagen, dass die tief liegenden Muskelschichten das Grundgerüst für eine gute, wohlproportionierte Figur sind. Die für eine perfekte, aufrechte Haltung und die Ausstrahlung einer ägyptischen Pharaonin sorgen. Die optisch nicht auftragen, sich höchstens als ein winziges Mehr an Gewicht auf der Waage blicken lassen. Konkret bedeutet das: Sie könnten theoretisch ein bis zwei Kilo mehr wiegen als jetzt und dabei zwei Kleidergrößen kleiner tragen, wenn die innersten Muskelschichten gut in Form sind. Ich selbst beispielsweise wiege bei einer Größe von 168 cm meistens um die 58 kg, werde aber stets auf 50 bis 52 kg geschätzt! Dafür habe ich weder Cellulite noch Knieprobleme oder eine schlechte Haltung – merken Sie etwas? Es zahlt sich eindeutig aus, der Waage die Rote Karte zu zeigen und sich emotional davon zu lösen.

Power-Pakete inkognito

Fürchten Sie sich also bitte nicht vor den Kontrollterminen auf der Waage; die dienen eigentlich nur dazu, dass Sie sich nicht selbst be-

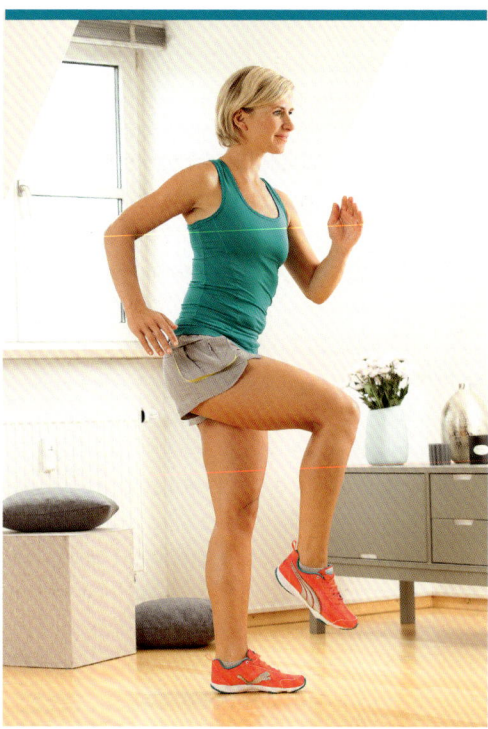

Regelmäßiges Ausdauertraining fördert die Fettverbrennung.

schummeln und durch die neue Sportlichkeit in ein hemmungsloses Essverhalten verfallen.

Das wäre natürlich kontraproduktiv. Sollte Sie der kleine Waagen-Teufel doch einmal packen und Ihnen ein schlechtes Gewissen machen wollen, schnappen Sie sich ein Maßband: Was sagen der Bauchumfang, der Umfang der Oberschenkel? Weniger geworden? Na also!

Cardiotraining killt Kalorien

Um effektives Figurshaping zu betreiben, sollten Sie Ihr Cardiotraining unter die Lupe nehmen. Ob das Ausdauertraining nachhaltig aufgebaut oder eher auf schnelles Kalorienkillen ausgelegt ist, sollte nicht von Ihren momentanen Bedürfnissen, sondern einem langfristig ausgelegten Plan abhängen. Es ist für einen gut funktionierenden Stoffwechsel äußerst wichtig, zunächst eine solide Basis, also eine stabile Grundlagenausdauer, aufzubauen und diese auch langfristig immer wieder zu trainieren. Das bedeutet im Klartext, dass Ihre Cardiosportart, beispielsweise eine Laufeinheit oder Rudertraining, länger als 45 Minuten dauern und nur im unteren Bereich Ihres Herzfrequenzbereichs durchgeführt werden sollte. Mehr zum Thema Pulsmessen finden Sie weiter hinten im Buch, wenn es um die konkrete Trainingsplanung geht. Wenden wir uns zunächst Ihrer momentanen Cardio-Trainingssituation zu …

Wie viel Joggen ist genug?

Wie häufig gehen Sie joggen, auf den Crosstrainer, radeln, schwimmen etc.? Mindestens eine halbe Stunde drei-, besser viermal wöchentlich sollte es schon sein, um die Grundlagen für einen aktiven Stoffwechsel zu legen.

Besser wären natürlich 45 bis 60 Minuten Training am Stück. Machen Sie das Cardiotraining von Ihrem Fitnessgrad abhängig, nicht von Ihrer Zielsetzung! Sind Sie sehr fit, können Sie 60 Minuten Joggen am Stück sicher nicht schockieren. Für einen Neu- oder Wiedereinsteiger dagegen könnten 30 Minuten schon eine echte Herausforderung sein. Das Wichtigste: Geben Sie nicht auf, bleiben Sie dran! Wenn 30 Minuten Laufen am Stück zu viel sind, legen Sie zu Beginn eben kurze Walkingpausen ein – und machen einfach weiter, wenn Sie wieder genug Luft haben. Wichtig ist, dass Sie Ihre Herzfrequenz dabei beobachten und genau wissen, wann Sie sich zu sehr, wann vielleicht zu wenig fordern.

Herzfrequenzmessgeräte gibt es von unterschiedlichen Herstellern; lassen Sie sich im Fachgeschäft über motivierende Zusatzfunktionen wie Anzeige des Kalorienverbrauchs oder des Trainingsfortschrittes beraten! Ebenfalls sehr motivierend für das Cardiotraining an der frischen Luft können Apps für Smartphones sein. Viele davon sind in informative, nützliche Webseiten eingebettet und an Foren angebunden, in denen man sich austauschen kann. Manche Apps sind mit GPS-Funktionen ausgestattet und ermöglichen es, die Laufroute nochmals zu betrachten oder bei einem weiteren Run gegen seine eigene zuletzt gelaufene Zeit auf derselben Runde anzutreten (beispielsweise die Funktion Ghost-Run bei der App »Runtastic«).

Darf es etwas mehr sein?
Wenn Sie fortgeschritten sind und noch intensiver Kalorien verheizen möchten, können Sie das mit Cardiotraining natürlich tun – vorausgesetzt, dass Sie die genannte Grundlagenausdauer besitzen. Mit gezieltem Intervalltraining lässt sich der Kalorienverbrauch sehr gezielt sehr intensiv steigern – und dank des sogenannten Nachbrenneffekts ist der Stoffwechsel auch noch eine ganze Weile nach dem Training wesentlich stärker als normal und der Kalorienverbrauch damit insgesamt über mehrere Stunden erhöht. Voraussetzung ist, dass Sie in der Zeit nach dem Intervalltraining keine zuckerhaltigen Getränke zu sich nehmen und nichts essen. Achtung: Auch Saftschorle enthält Zucker, der die Fettverbrennung bremst!

Calorieburning mit Intervalltraining:
Zwei Methoden, die es in sich haben

Methode 1: Fahrtenspiel
Joggen Sie für etwa zehn Minuten in Ihrem üblichen Tempo. Nehmen Sie dann für zwei Minuten Fahrt auf, ohne zu sprinten. Dann wieder zwei Minuten langsam. Machen Sie das für insgesamt 20 bis 30 Minuten und laufen Sie sich anschließend circa 10 Minuten im lockeren Trab aus.

Methode 2: Tabata-Training
(nur mit Stoppuhr oder Timer sinnvoll)
Laufen Sie sich fünf bis zehn Minuten ein. Dann folgen 8 Intervalle in knackigem Tempo: 20 Sekunden sprinten mit maximaler Geschwindigkeit, dann zehn Sekunden Pause. Insgesamt 8 Mal. Geben Sie bei den Sprints richtig Gas und schonen Sie sich nicht. Sie werden bereits bei zwei Trainings pro Woche sehr schnell Ergebnisse feststellen! Es gibt sehr gute Apps, die beim Stoppen helfen.

Neue Maßstäbe verwenden

Freunden Sie sich am besten gleich mit dem Gedanken an, die Waage fortan gar nicht mehr großartig zu beachten, denn sie beeinflusst nicht nur die Wahrnehmung, sondern auch die Laune ganz kräftig. Viel aussagekräftiger als Ihr Gewicht ist der Hüftumfang. Damit können Sie auch Ihren Körperfettanteil in etwa bestimmen.

BAI statt BMI

Der sogenannte »Body Adiposity Index« (Body Adipositas Index) kommt ohne den Messwert des Körpergewichts aus, berücksichtigt aber dafür Ihr Hüftgold.

$$\frac{\text{Hüftumfang in cm}}{(\text{Körperlänge in cm})^{1,5}} - 18 = BAI$$

Frauen: Untergewicht < 21 %, Normalgewicht 21 bis 33 %, Übergewicht 33 bis 39 %, starkes Übergewicht > 39 %
Männer: Untergewicht < 8 %, Normalgewicht 8 bis 19 %, Übergewicht 19 bis 25 %, starkes Übergewicht > 25 %

Nun wissen Sie also, wo Sie stehen. Liegt Ihr Körperfettgehalt bei einem Wert über 33 %, sollten Sie schnell handeln. Übergewicht beeinflusst nicht nur das Wohlbefinden, sondern auch die Gesundheit sehr negativ. Zugleich dürfen Sie aber den Spieß mit Hilfe der Motivationstechniken umdrehen und sich freuen: Sie gehören zu der Gruppe der Figurverbesserer, die am schnellsten Ergebnisse sehen werden.

Vor allem leichtes Übergewicht bis 39 % bedeutet, dass Sie eine ganze Menge Wasser eingelagert haben, ohne dass Ihnen das großartig auffallen müsste. Dieses lässt der Körper nur zu gerne schnell los, wenn Sie ein Sportprogramm starten und in den Aktiv-Modus schalten. Zwei Kleidergrößen weniger innerhalb von vier Wochen sind keine Seltenheit. Es kommt wie immer dabei auf Sie und Ihre Konsequenz an: Wie strikt halten Sie sich an das Trainings- und Ernährungskonzept und wie motiviert sind Sie, um vier Wochen lang durchzuhalten?

Öfter mal Pause machen …

Was Topathleten schon lange wissen, nicht besonders gerne umsetzen, aber trotzdem tun, setzt sich nun auch im fitnessorientierten Sport durch: gezielte Trainingspausen. Sie fahren in den Urlaub und dort gibt es weder ein Fitness-Studio noch einen Park und außerdem liegen die Außentemperaturen bei über 35 °C? Wunderbar, das ist Ihre Gelegenheit, mal eine Pause einzulegen! Ein- bis zweimal im Jahr ein bis zwei Wochen Pause tun nicht nur dem Körper, sondern auch dem disziplinierten Geist gut. Aber verpassen Sie den Wiedereinstieg nicht. Legen Sie zuvor genau fest, wann es mit dem Training weitergeht!

Die Rote Karte beim Training

Es gibt ein paar Gründe, die Sie davon abhalten sollten zu trainieren. Erstens: Sie sind krank. Selbst wenn Sie nur leichte Halsschmerzen haben und der Kopf Sie zum Workout zwingen will, tun Sie es nicht. Die darauf folgende Erkältung und die damit einhergehende Trainingspause sind wesentlich härter zu ertragen, als ein, zwei Tage Pause zur richtigen Zeit.

Zweitens: Sie sind unerträglich müde. Fragen Sie sich, ob Sie zu viel trainiert haben, zu wenig geschlafen oder zu viel gefeiert. Ändern Sie, was zu ändern ist, und trainieren Sie nicht, wenn Ihr Körper nach Schlaf verlangt. Ausreichender Schlaf ist die Grundvoraussetzung für gute Leistungsfähigkeit. Drittens: Sie sind verkatert. Den Alkohol »rauslaufen« ist nicht möglich, das hat Ihnen bestimmt ein Mann erzählt. Tut mir leid, aber das funktioniert so erstens nicht und zweitens können Sie sich dadurch sowohl Herz-Kreislauf-Probleme als auch verletzungsbedingt (Stolpergefahr!) einen Platz im Krankenhaus sichern. Warten Sie ab, bis Sie wirklich nüchtern sind – und reduzieren Sie den Alkoholkonsum auf eine Menge, die Sie morgens gut aus dem Bett kommen lässt. Alkohol beeinflusst den Stoffwechsel übrigens dahingehend negativ, dass die Fettverbrennung gehemmt und der Appetit gesteigert wird.

Wohin geht Ihre Figur-Reise?

Ihre Zielsetzung und die konsequente Umsetzung des Plans ist eigentlich der wichtigste Faktor auf dem Weg zum Figurerfolg. Machen Sie am besten für die kommenden vier Wochen Termine mit sich selbst aus, an denen Sie Ihr Trainingsprogramm durchziehen, und tragen Sie diese in den Kalender ein. Gehen Sie dazu, wenn nötig, außer Haus, absolvieren Sie das Workout bei einer Freundin oder im Fitnesscenter. Lassen Sie sich durch nichts vom Sport abhalten und nehmen Sie diese Termine ebenso wichtig wie ein Businessmeeting. Es geht schließlich um Ihre Gesundheit, um Ihre Belastbarkeit und um Ihre gute Laune! Wenn

Sie die Workouts daheim absolvieren, schalten Sie bitte Störfaktoren wie Smartphone oder die Türklingel ab. Auch Mann und Kinder haben Sendepause, wenn Sie »Me-Time« angekündigt haben. Ein Schild an der Wohnzimmertür wirkt wahre Wunder. Es sind schließlich nur vier Wochen, die Sie benötigen, um endlich auf Figurkurs zu kommen; sprechen Sie mit Partner und Familie und bereiten Sie sich auf die Zeit gut vor.

Spielverderbern den Garaus machen

Neben der Konsequenz und Nachdrücklichkeit möchte ich Ihnen auch ans Herz legen, sich von Beginn an mit den hier im Buch vorgestellten Motivationstechniken vertraut zu machen. Es wird ganz sicher der Tag kommen, an dem Sie vielleicht doch keine Lust haben, nur dieses eine Mal könnten Sie doch wirklich das Training ausfallen lassen … Wehret den Anfängen, wappnen Sie sich für die Attacken des inneren Schweinehundes und zeigen Sie ihm, ohne zu zögern, die Rote Karte.

Auch skeptische Meinungen von Freunden (»Mit der Methode schaffst du das nie!«, »Glaubst du wirklich, dass das gesund ist?«, »Also ich finde ja, du solltest weniger häufig trainieren.«) dürfen Sie infrage stellen. Hören Sie am besten weg, legen Sie sich für die nächsten vier Wochen eine Ausrede für genau diese Sorte von Freunden zurecht oder bereiten Sie sich mental darauf vor. Spielverderber haben bei Ihrem sportlichen Neustart nichts verloren!

Realistisch bleiben

Legen Sie vor Beginn dieses Programms fest, was Ihre Ziele sind. Suchen Sie sich dabei realistische Ziele und fühlen Sie sich bitte nicht schlecht, weil Sie momentan nicht Ihrem persönlichen Ideal entsprechen. Sie machen ja bereits das Beste, um das zu verändern: Sie bringen den Willen für Veränderung auf. Nehmen Sie sich nicht zu viel vor und freuen Sie sich lieber, wenn Sie ein wenig über Ihr angestrebtes Ziel hinausschießen. Ideal und realistisch wäre, wenn Sie beispielsweise ein paar Zentimeter Umfang verlieren wollten. Kleidungsstücke sind ein guter Maßstab und wesentlich besser geeignet als Gewichtmessungen auf der Waage. Halten Sie trotzdem das Startgewicht fest; wiegen Sie sich dann aber bitte maximal einmal pro Woche, am liebsten erst nach dem folgenden vierwöchigen Übungsprogramm.

Nehmen Sie Maß …

Ebenfalls eine sehr ehrliche Einschätzung Ihres Ist-Zustands liefert das Maßband. Messen Sie folgende Umfänge und notieren Sie diese vor Beginn des Programms und danach:
Brust, Taille an der schmalsten Stelle, Bauch überm Nabel, Hüfte oberhalb der Hüftknochen, Hüfte direkt über den Hüftknochen, Po an der breitesten Stelle (diese Stelle für die nächste Messung genau merken, evtl. Foto machen), Oberschenkel an der breitesten Stelle links und rechts, Waden links und rechts, Oberarme an der breitesten Stelle links und rechts.

Rechnen Sie damit, dass Sie die meisten Zentimeter an Bauch, Po und Oberschenkeln verlieren werden. Vor allem die Stelle über den Hüften und die Nabelregion reagieren empfindlich auf Veränderungen im Sport- und Ernährungsbereich und werden schlanker. Machen Sie von sich ein Ganzkörperfoto frontal, seitlich und, wenn möglich, von hinten. Sie möchten wissen,

Den Umfang messen

So messen Sie richtig: Stellen Sie sich locker und entspannt aufrecht hin. Legen Sie das Maßband um die zu messende Partie und halten Sie weder die Luft an, noch sollte das Maßband einschneiden. Lesen Sie den Wert ab und schreiben Sie ihn auf.

wie viele Zentimeter Umfang Sie verlieren können? Es kommt natürlich auf Ihr Ausgangsgewicht, Ihre Fitness und Konsequenz an, aber als Anhaltspunkt können Sie bei einem BMI von 28 und einer Größe von 168 cm etwa mit 5 bis 8 Zentimeter Verlust am Bauch rechnen. Hier geht am meisten Umfang verloren; am Po wird es etwa ein Drittel weniger als am Bauch, an Oberschenkeln und Taille vielleicht ein Viertel des Bauchverlustes sein.

Strategie mit Schlank-Faktor

Um gezielt an den richtigen Körperzonen anzusetzen und dort Fett zu verlieren, wo es Sie am meisten stört, müssen Sie sich eine Strategie zurechtlegen. Wenn Sie ganz konsequent an den drei Stellschrauben Ernährung, Muskeltraining und Fatburning drehen, sehen Sie schon nach wenigen Wochen, meistens schon nach dem zweiten, dritten Workout, deutlich die ersten Ergebnisse. Das Thema Essen begleitet Sie durch den Tag und ist ständig präsent: Angefangen beim Frühstück bis weit nach dem Abendessen sind nahezu alle denkbaren Lebensmittel verfügbar. Deswegen sollten Sie sich hier die am leichtesten dauerhaft durchführbare Ernährungsform ansehen – und hier sind Sie und Ihre Kreativität sehr stark gefragt. Probieren Sie ruhig aus, was Ihnen bekommt und womit Sie am besten fahren. Mein Vorschlag in diesem Buch ist eine bewährte Ernährungsform, die viele meiner Kunden bereits jahrelang und ohne großen Aufwand betreiben. Das kann, muss aber nicht für Sie funktionieren – denn jeder hat seinen eigenen Alltag, eigene Gewohnheiten und Besonderheiten. Wie sehr Sie meinen Vorschlägen folgen wollen, sollten Sie daher auf Alltagstauglichkeit untersuchen – und gegebenenfalls an Ihre Umstände anpassen.

Vier Wochen nach Plan essen und trainieren

Trotzdem gebe ich zu bedenken, dass mein Programm natürlich auf der Idee fußt, dass Sie sich zumindest für die nächsten vier Wochen an mein Programm und die hier gelieferten Vorschläge halten. Lassen Sie sich doch einfach auf das Experiment Traumfigur ein – und sehen Sie, wie Ihnen diese Methode bekommt. Denken Sie daran, dass Ihr Sportprogramm zwar nur einen kleinen Teil des Tages einnimmt, aber gut vorbereitet sein will und auch noch Stunden nach der Durchführung Auswirkungen auf Körper, Stoffwechselvorgänge und die persönliche Performance im Alltag haben wird. Die passende Ernährung macht rund 50 % des Erfolgs aus.

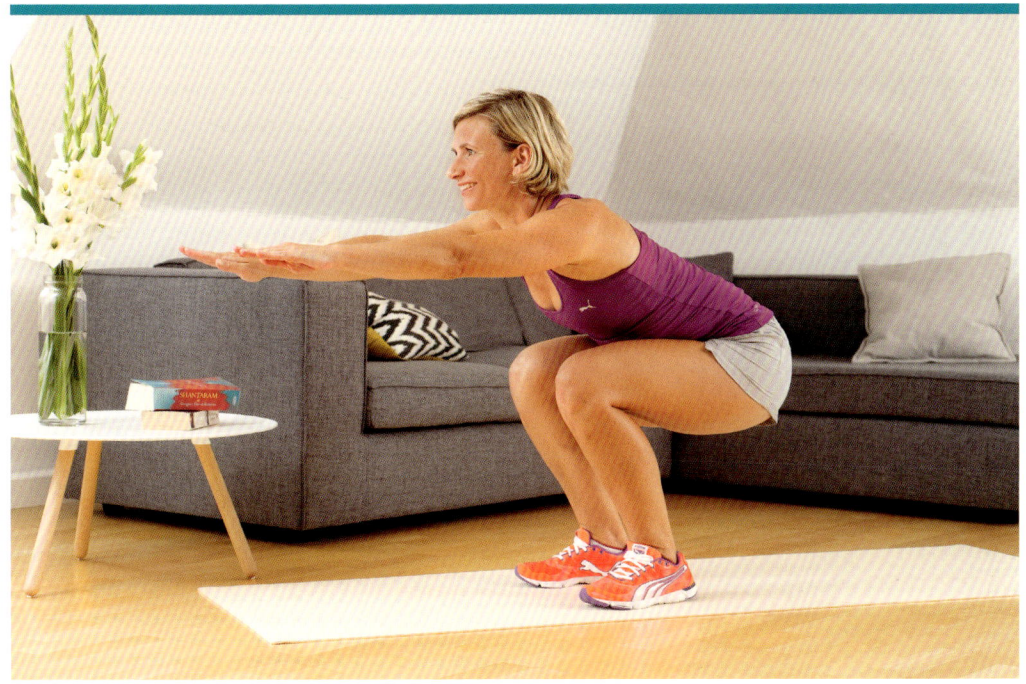

Bleiben Sie dran! In nur vier Wochen können Sie Ihren Körper nachhaltig formen und verändern.

Das Timing ist spielentscheidend

Starke Anstrengung beim Cardiotraining kann beispielsweise in Erschöpfung und Müdigkeit enden. Das macht deswegen am Ende eines Tages besonders viel Sinn, da sich der Körper nachts besser regenerieren und auf Reparaturvorgänge konzentrieren kann. Auch sehr anstrengendes Krafttraining ist erschöpfend und gehört ans Ende des Tages. Leichte Trainingseinheiten können dagegen den gegenteiligen Effekt haben, Ihnen frische Energie schenken und Sie optimal auf den kommenden Tag vorbereiten oder wie ein Espresso am Nachmittag die Energie noch einmal richtig anschieben. Planen Sie also weise und durchdenken Sie auch die Zeiten, zu denen Sie essen möchten, am Vortag wenigstens kurz einmal durch. Wer vorbereitet in den Tag startet, läuft seltener in die

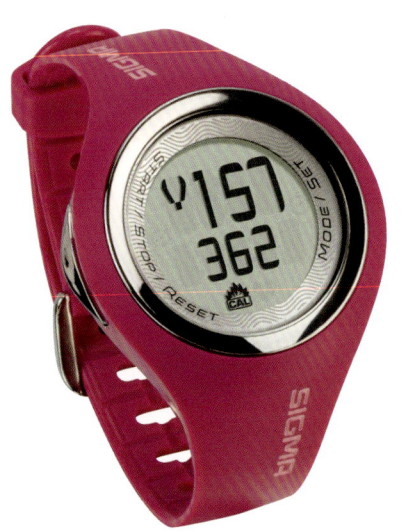

Ein Herzfrequenzmesser hilft Ihnen, beim Training den Durchblick zu behalten.

typischen Figurfallen wie Heißhungerattacken oder Ratlosigkeit bei der Nahrungsauswahl, die oft in einer bequemen und nicht unbedingt cleveren Option enden. Sorgen Sie vor: Wissen Sie, wann Sie Zeit fürs Training haben, wo Sie Ihre Kohlenhydrate und Proteine auch schnell verfügbar machen können, sind Sie bestens gewappnet für den Alltag. Kleine Snacks im Büro und auch daheim zu haben kann sehr helfen, über ein erstes Verlangen nach Süßem oder Fettigem hinwegzukommen. Probieren Sie es einfach mal aus!

Basics Fettverbrennung

Schnell mal den Kuchen vom Kaffeetrinken wegjoggen oder für die Pizza von mittags eine Stunde auf dem Stepper schwitzen: Viele Menschen versuchen, ihre Kaloriensünden wieder wettzumachen. Das Problem daran: Zum einen liefern Kuchen und Co. kaum Nährwerte und damit Stoffe, die der Körper braucht. Zum anderen wird mit Zucker und Weißmehl der Stoffwechsel negativ beeinflusst und Sie bekommen bald wieder Hunger. Studien zeigen, dass Menschen, die häufig Zucker und die damit eng verwandten, kurzkettigen Kohlenhydrate aus Weißmehl, Nudeln und anderen Teigwaren konsumieren, im Durchschnitt deutlich mehr auf die Waage bringen als Menschen, die sich gemüse- und obstlastig ernähren.

Eine vollwertige, gesunde und fleischlose Ernährung wäre natürlich besser, steht aber oftmals dem eigenen Lifestyle zumindest teilweise entgegen. Umso wichtiger ist es, ein regelmäßiges Herz-Kreislauf-Training durchzuführen, was den Stoffwechsel auf Touren bringt und die Energiegewinnung aus den Fettzellen fördert. Cardiotraining ist ein wichtiger Faktor für eine gute Figur: Nur wer einen gut trainierten Grundlagenstoffwechsel hat, schaltet schnell in den Fatburner-Modus, bei dem der Körper auf die Energiereserven im Fettgewebe zugreift und nicht nur auf die Kohlenhydratreserven. Wichtig für Sie: Das passiert leichter, wenn Sie sich an der frischen Luft bewegen, da der Körper hierzu viel Sauerstoff benötigt. Sind Sie entweder ein Sportneuling oder ein sportlicher Wiedereinsteiger mit langer Trainingspause, sollten Sie der Grundlagenausdauer besondere Beachtung schenken. Nur wenn die Basis gut funktioniert, können Sie die maximalen Effekte des Programms erzielen.

Training mit Herz

Wann aber trainieren Sie die grundlegende Ausdauer? Ganz einfach: Wenn Sie im niedrig-intensiven Ausdauerbereich üben. Das bedeutet, dass Sie sich gleichmäßig für mehr als 20 Minuten belasten, denn nur dann spricht man von Ausdauertraining. Der Herzschlag wird also über eine gewisse Zeit erhöht, um hinterher wieder abzufallen und so auf Dauer für einen im Alltag wesentlich niedrigeren Puls zu sorgen. Wie erkennen Sie Ihren optimalen Trainingsbereich? Am besten, indem Sie sich ein Herzfrequenzmessgerät anschaffen und Ihre eigenen Trainingsgrenzen je nach Alter, Aktivitätslevel, Größe, Gewicht etc. dort eingeben. Das Gerät berechnet die Grenzen für ein sinnvolles Grundlagentraining von selbst und zeigt Ihnen mit Piepston oder Blinken, wenn Sie die Grenze unter- oder überschreiten. Wenn Sie nicht sofort in ein Gerät investieren möchten, beachten Sie eine

Grundregel: Wenn Sie sich beim Training noch locker unterhalten können, ohne vollkommen außer Atem zu kommen, liegen Sie ziemlich sicher noch im niedrig-intensiven Bereich.

Von A wie Aerobic bis Z wie Zumba

Welche Sportart Sie auswählen, um die Grundlagenausdauer zu schulen, ist nahezu egal. Erlaubt ist, was Ihnen am meisten Spaß macht – und was Sie am besten motiviert! Sie möchten sich zu Hause bewegen oder gleich loslegen? Dann sind die einfachen Aerobic- und Athletikschritte meines »Fatburning light«-Programms hier im Buch bestens geeignet, um den Start so einfach wie möglich zu gestalten. Wenn Sie zwischendurch Abwechslung möchten und gerne tanzen, versuchen Sie es doch mal mit dem ebenso einfachen wie schweißtreibenden Tanztraining Zumba. Sie mögen Box- und Kickbewegungen? Dann sind Sie beim intensiven TaeBo-Training genau richtig. Wer gerne für sich trainiert und dabei abschalten möchte, kann joggen, radeln, rudern oder schwimmen gehen; alle Sportarten, die eine gleichmäßige Bewe-

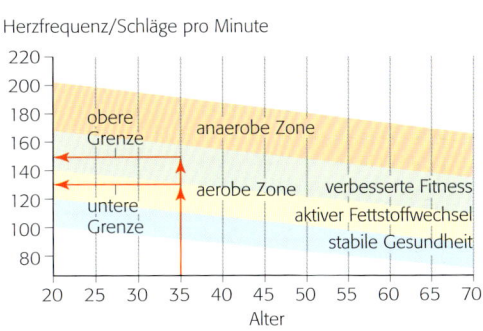

Je nach Trainingsintensität verändert sich die Methode der Energiegewinnung.

gung über mehr als 20 Minuten erlauben, sind für effektives Cardiotraining geeignet.

Darf es etwas mehr sein?

Wenn Sie bereits über eine gute Ausdauer verfügen, schon eine Weile trainieren und Ihr Ruhepuls morgens vor dem Aufstehen also zwischen 50 und 65 Schlägen pro Minute liegt, dann können Sie sich ruhig mit intensiveren Trainingsmethoden wie beispielsweise Tempowechseltraining oder Intervalltraining auseinandersetzen. Bei beiden Trainingsformen überschreiten Sie die Grenze der reinen Grundlagenausdauer und fordern damit auch die Energiebereitstellung ohne Zuhilfenahme von Sauerstoff. Das anaerobe Ausdauertraining setzt ein. Das kann sanft und intensiv geschehen. Im Kapitel »Fatburning intensiv« stelle ich Ihnen einfache, effektive Bewegungen vor, mit denen Sie Ihren Herzschlag sanft oder intensiv erhöhen können.

Sanft steigern mit Tempowechseln

Egal, welche Cardio-Sportart Sie machen: Mit sanfter Temposteigerung können Sie den Stoffwechsel ordentlich ankurbeln. Sanft steigern heißt dabei keinesfalls, dass Sie gemütlich vor sich hin joggen, radeln oder rudern sollen. Tempowechsel funktionieren wie folgt: Wärmen Sie sich gut auf, mindestens 8 bis 12 Minuten lang. Dann steigern Sie für eine vorher festgelegte Zeit oder Strecke das Tempo um 20 Herzschläge pro Minute (unbedingt mit dem Pulsmessgerät trainieren!). Dazu eignen sich entweder intensivere Bewegungen – oder Sie laufen, radeln, schwimmen einfach entsprechend schneller. Fahren Sie nach einer Weile das

Tempo wieder auf Ihr gewohntes Durchhaltetempo herunter und machen Sie ein nächstes Intervall, wenn sich der Puls wieder deutlich beruhigt hat. Wie lange ein Intervall dauert, kommt auf Ihren Fitnesszustand an. Können Sie beispielsweise eine Stunde problemlos in mäßigem Tempo am Stück joggen, wäre ein halber bis ganzer Kilometer ein guter Abschnitt für ein Intervall. Wählen Sie das Intervall nicht zu kurz und die Intensität nicht zu hoch; drosseln Sie lieber das Tempo ein wenig, wenn Sie zu sehr aus der Puste kommen. Die Anstrengung bei einem Intervall sollte deutlich spürbar sein, aber nicht als maximal empfunden werden. Vielleicht kommt der Puls nach einem Intervall nicht mehr komplett auf das gewohnte Niveau zurück, aber das macht nichts. Verkürzen Sie beim ersten Mal die Trainingseinheit um ein Viertel und steigern Sie sich nach drei bis vier solcher Einheiten wieder auf den gewohnten Umfang. Sie können das Training intensivieren, indem Sie die Pausen verkürzen, die Intervalle verlängern oder das Tempo der Intervalle erhöhen.

Knackiger Kalorienkiller: Tabata-Training

Sie sind relativ fit und wollen ein Trainingsplateau überwinden? Tabata-Training hilft so zuverlässig wie keine andere Methode, die ich kenne! Das Training dauert nur vier Minuten, hat es dafür aber in sich. Sie benötigen nur eine Stoppuhr und eine wenig frequentierte Trainingsrunde von 400 Metern. Wärmen Sie sich zunächst richtig gut auf und machen Sie das in einem langsamen, angenehmen Tempo. Dann die Intervalle: Sie geben 20 Sekunden lang nach Stoppuhr richtig Gas und rennen, radeln, rudern mit maximaler Anstrengung. Dann folgen zehn Sekunden Pause, keine mehr. Dann das nächste Intervall. Insgesamt sind es acht Stück. Wenn Ihnen das am Anfang zu heftig ist, unterbrechen Sie nach vier Intervallen für zwei Minuten, aber nicht länger. Das Training leert Ihre Kohlenhydratspeicher komplett und sorgt dafür, dass Sie auch nach dem Workout noch lange einen stark erhöhten Energiebedarf haben. Die Energiespeicher aus dem Körperfett werden angezapft, um für ausreichend Nachschub zu sorgen. Nach dem achten Intervall können Sie noch zehn bis maximal 40 Minuten in einem lockeren Tempo weitertrainieren; dann sollten Sie das Training beenden. Trinken Sie ausreichend Wasser und vermeiden Sie es zwei Stunden lang, Kohlenhydrate in jeglicher Form (also auch Saft, Schorle etc.) zu sich zu nehmen. Oft zeigt sich am nächsten Tag eine gewisse Müdigkeit; das ist ganz normal und ein Zeichen, dass das Training funktioniert und Sie sich auch wirklich maximal angestrengt haben. Drei Einheiten pro Woche sind optimal.

Basics Muskelaufbau

Um den Körper effektiv zu formen und den Kalorienverbrauch dauerhaft zu erhöhen, sind Muskeln der wichtigste Shape-Faktor. Nur wenn die kleinen, inneren, stützenden Muskeln und die Core-Muskulatur, das innere Stützkorsett des Körpers, gut in Form sind, kann man mit der Bearbeitung der darüber liegenden, von außen sichtbaren Partien beginnen. An manchen Stellen des Körpers, beispielsweise an den Armen, ist das ein wenig einfacher. Körperpartien, die vielschichtig aufgebaut sind, beispielsweise der Bauch, sind etwas komplexer zu bearbeiten.

Von innen nach außen trainieren

Zunächst ist es wichtig, sich über den Zusammenhang von äußerem Erscheinungsbild und der Körperhaltung im Klaren zu sein: Nur wer aufrecht geht, steht und eine gute Grundspannung im Körper hat, wird auch das antrainierte Sixpack nicht wie eine Kugel, sondern wie einen Waschbrettbauch vor sich hertragen. Es ist mir beim Personal Training schon passiert, dass Kundinnen mit winzigen Haltungsveränderungen bei nur wenigen Stunden Training mit mir ganz einschneidende Veränderungen erfahren haben. Wo die Damen Problemzonen jahrelang zu Leibe rücken wollten, konnte ein gezieltes Haltungstraining die Bereiche im Null Komma nichts verschwinden lassen. Das einzige Problem dabei: Man muss für einige Wochen nahezu ständig daran arbeiten. Sitzt die innere Muskulatur und stimmt die Haltung, kann es mit den Muskeln, die sich nach außen hin abzeichnen, weitergehen.

Funktionell und einfach gut: Übungen, die in die Tiefe gehen

Um Haltung und Core-Muskeln zu trainieren, müssen Sie sich zuerst einmal von großen Kraftmaschinen und schweren Hanteln verabschieden. Stattdessen gibt es neue Trainingstools: eine zusammengerollte Matte, ein kleines Kissen oder einen weichen Pilatesball beispielsweise. Absolvieren Sie unbedingt das im Folgenden vorgestellte Trainingsprogramm für eine starke Basis, bei dem der Beckenboden intensiv gekräftigt und die Hüftbeugemuskulatur gut gedehnt wird. Beides bildet die Grundlage für alle weiteren Übungen und für jede optische Veränderung des gesamten Körpers. Setzen Sie auf Balanceübungen:

Damit sprechen Sie komplexe Muskelketten an, die den Körper nicht nur an einzelnen Stellen, sondern über sinnvoll verknüpfte Muskelfunktionsketten ansprechen. Das eigene Körpergewicht ist das beste Trainingsgewicht, das Ihnen zur Verfügung steht: Damit können Sie viele Übungen durchführen, aber auch austesten, ob Sie bereits über ein inneres Muskelkorsett verfügen oder ob Sie noch daran arbeiten sollten. Der Test auf der nächsten Seite hilft Ihnen dabei, das herauszufinden.

Perfekte Formen

Ist die Basis erst einmal gestärkt, können Sie sie mit wenig Aufwand in Form halten. In den Praxisprogrammen von Woche 1 bis 4 sind diese Übungen eingebaut, Sie müssen sich darüber also keine weiteren Gedanken machen. Mit einer soliden Grundhaltung können Sie dann zum

eigentlichen Punkt übergehen, weswegen Sie trainieren möchten: Die nach außen hin sichtbaren Muskelpartien können jetzt geformt werden. Die wichtigste Regel bei egal welcher Art von Muskeltraining lautet: Haltung geht vor. Machen Sie lieber weniger Übungen oder weniger Wiederholungen, wenn Sie keine Kraft mehr haben, um eine Bewegung zu hundert Prozent korrekt auszuführen. Absolvieren Sie lieber nur einige Übungen korrekt als das komplette Programm nur halbwegs korrekt. Denken Sie daran, dass die Muskeln nicht beim Training, sondern in den Trainingspausen wachsen: Es ist also sehr wichtig, dass Sie sich an die angegebene Verteilung der Übungen halten. Die gleichen Muskelpartien sollten niemals an zwei aufeinanderfolgenden Tagen trainiert werden; wechseln Sie Cardio- und Krafttraining an zwei aufeinanderfolgenden Tagen ab und planen Sie Pausentage ein.

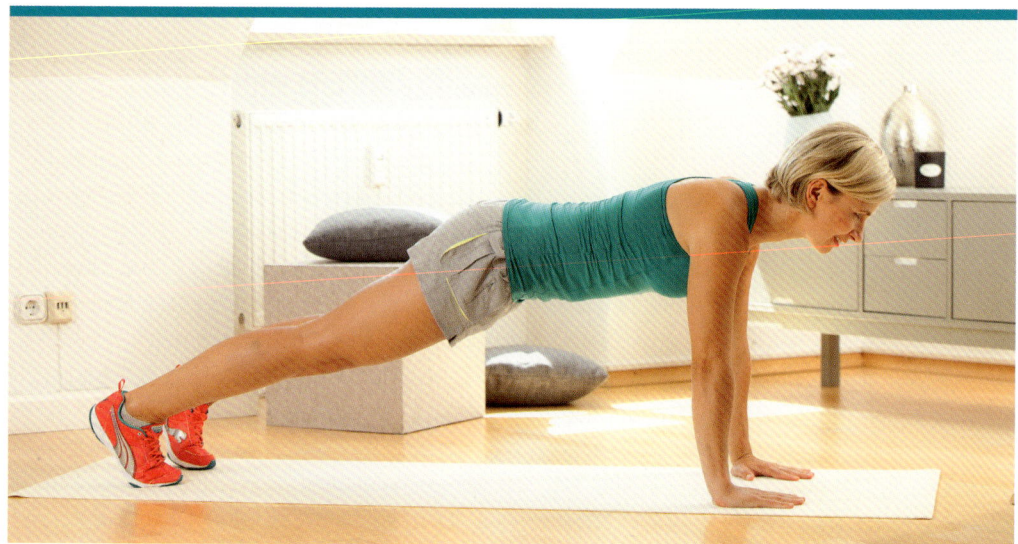

Eine gute Haltung – auch im Alltag – bildet die Basis für ein effektives Workout und kräftige Muskeln.

Gewinnen Sie den Überblick:
Wie fit ist Ihre Core-Muskulatur?

Die folgenden Übungen sollen Ihnen helfen, eine Selbsteinschätzung vorzunehmen. Seien Sie dabei wirklich ehrlich mit sich und fragen Sie eventuell eine erfahrene Sportsfreundin, wenn Sie sich nicht sicher sind, ob Sie sich gut einschätzen können. Egal, wie das Ergebnis ausfällt: Machen Sie auf jeden Fall das gezeigte Haltungstraining, um herauszufinden, ob Sie die Übungen locker durchhalten können oder Schwierigkeiten haben. Es kommt darauf an, einen Überblick zu gewinnen, wie stabil Ihre Basis ist.

Absolvieren Sie eine Liegestützbewegung vor dem Spiegel und checken Sie dabei die folgenden Punkte. Ist es Ihnen nicht möglich, die Übung mit gestreckten Beinen korrekt durchzuführen, legen Sie die Knie bitte ab.

- Wirbelsäule gerade
- Unterer Rücken fest
- Becken leicht abgekippt
- Schultern zurück
- Blick nach unten

Führen Sie anschließend die unten gezeigten Dehnübungen durch und legen Sie fest, welche Schwierigkeitsstufe für Sie durchführbar ist, ohne schmerzhaft zu sein:

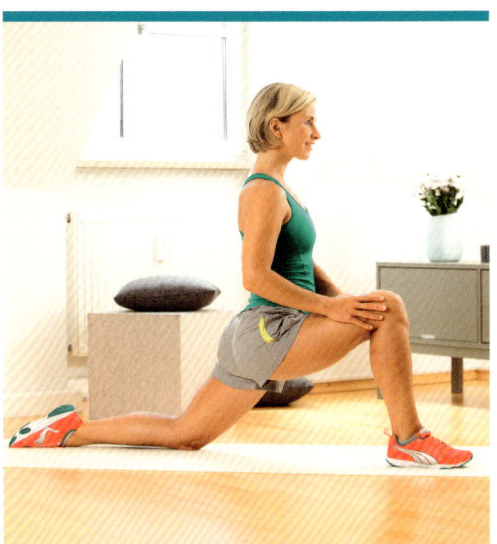

Checkpunkte: Hüften parallel, unterer Rücken gerade, Bauch und Beckenboden fest, Schultern tief

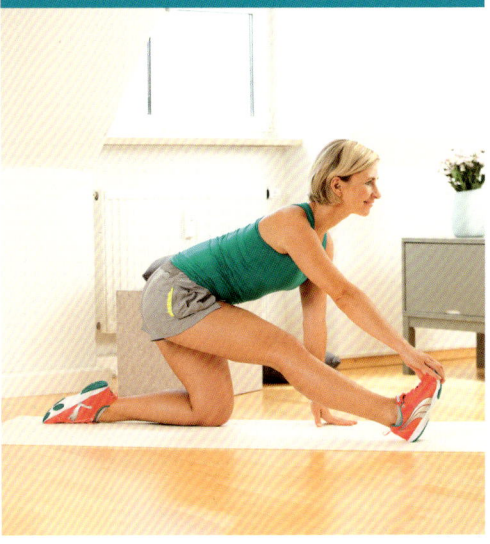

Checkpunkte: Bein durchgestreckt, Oberschenkel aktiv, Kniescheibe hochgezogen

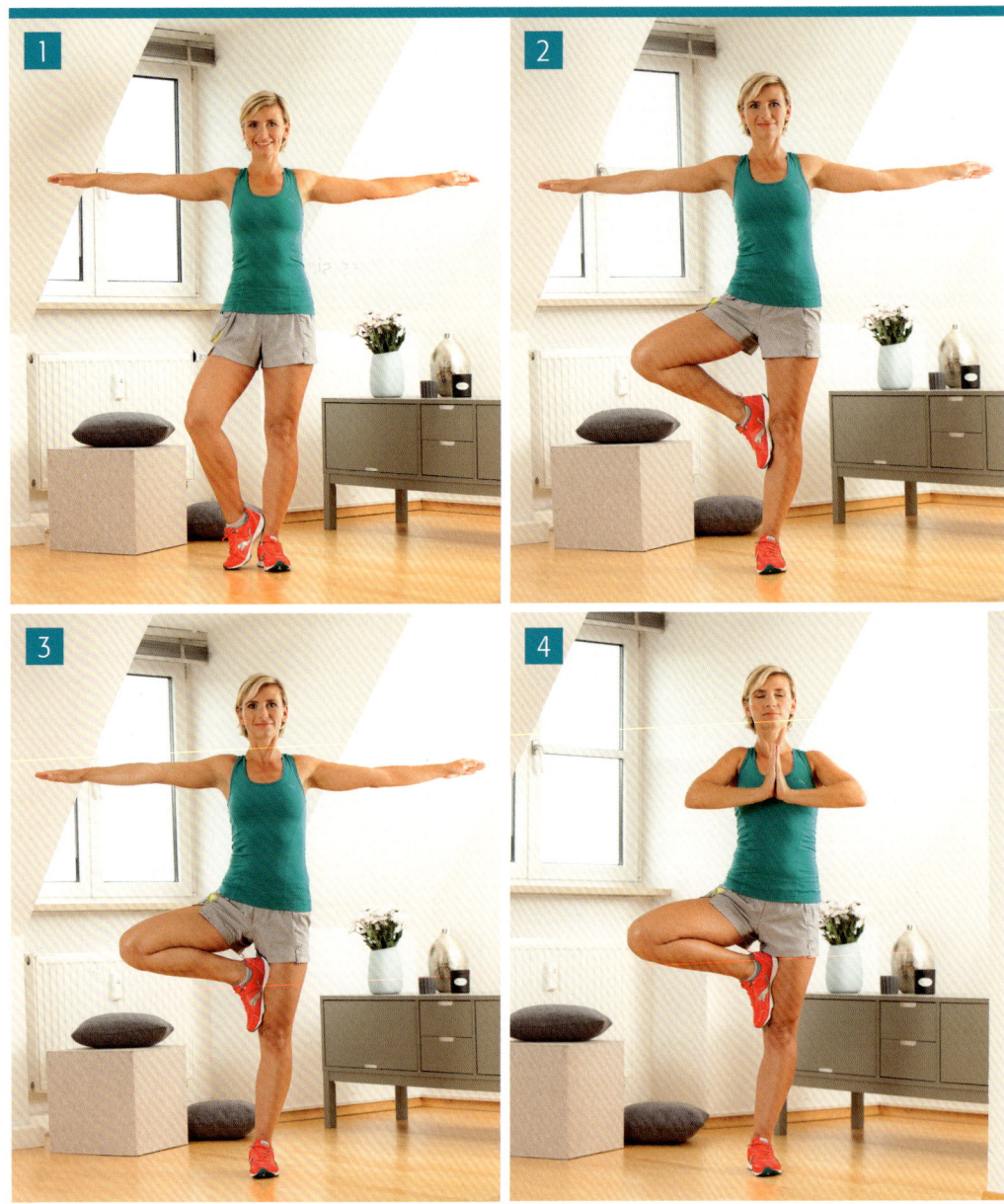

Welche dieser Haltungen können Sie problemlos einnehmen und für 20 Sekunden mühelos halten?

1 Gewicht auf ein Bein verlagert, 2 Fuß an Wade/Knie abgestellt, 3 Fuß am Innenschenkel abgestellt, 4 Hände vor der Brust gefaltet, Augen geschlossen.

Eine königliche Haltung

Egal, wie der Test zuvor ausgefallen ist: Machen Sie die folgenden Übungen zumindest einmal durch. Fallen Sie Ihnen sehr leicht, ist das wunderbar und Sie können sofort mit dem eigentlichen Workoutprogramm beginnen. Ist das nicht der Fall, betrachten Sie die Übungen als zusätzlichen Bonus, der Ihnen in den folgenden vier Wochen zur Haltung einer Königin und der Ausstrahlung einer Ballerina verhelfen wird. Absolvieren Sie die Übungen dann bitte nach dem Warm-up, aber vor jeder Trainingseinheit. Das gibt Ihnen mit Instant-Wirkung die nötige Grundspannung und mindert dadurch die Verletzungsanfälligkeit.

Haltung bewahren

Was bedeutet das eigentlich: aufrechte Haltung? Und wozu ist das gut, außer für einen guten Eindruck? Das sind berechtigte Fragen, wenn man sich noch nicht intensiver mit dem Thema im Zusammenhang mit Bodyforming auseinandergesetzt hat. Je eher Sie jedoch beginnen, Ihren Körper zu fühlen und zu merken, wann Sie leicht und ökonomisch sitzen, gehen, stehen und wann nicht, desto schneller können Sie auf Unstimmigkeiten wie Verspannungen, Haltungsfehler und haltungsbedingt entstandene Problemzonen reagieren.

Aufrecht heißt in diesem Sinne nicht, dass ein senkrechtes Lot durch die Körperachse gefällt wird. In der Tat sind es nur zwei kleine Wirbel, einer an der Hals- und einer an der Brustwirbelsäule, die tatsächlich senkrecht stehen. Der Rest unseres Skeletts wirkt der Schwerkraft entgegen und viele Gelenke haben eine Federfunktion, auch die Wirbelsäule. Sie zieht sich in einer S-Form durch den Körper und wölbt sich im Brustbereich und am Ende des Rückens nach außen. Im Hals- und Lendenbereich geht die Wölbung dagegen nach innen. Das Anti-Schwerkraft-Prinzip hat zur Folge, dass sich die Muskeln möglichst frei bewegen können, wenn sie gelöst und locker sind.

Leider kommt es im Alltag häufig zu unnatürlichen Überbelastungen, beispielsweise beim Arbeiten am Computer. Dann entstehen Verspannungen, im schlimmsten Fall kommt es zu Schmerzen. Verspannungen sind angespannte Muskeln, die dem Skelett Arbeit abnehmen, weil die Knochenstruktur nicht optimal ausgerichtet ist. Sehen Sie sich einmal an, wie Sie selbst stehen, und absolvieren Sie dann einige Übungen, um die am weitesten verbreiteten Fehlhaltungen zu mildern und den Körper in eine optimale Haltung für das folgende Workout zu versetzen.

Spiegelblick

Stehen Sie eigentlich aufrecht? Stellen Sie sich seitlich vor den Spiegel und kontrollieren Sie Ihre Haltung:

- Wirbelsäule: 2 Kurven nach innen, 2 nach außen
- Kopf ist in Verlängerung der Wirbelsäule
- Schultern zurück und auf gleicher Höhe
- Becken gerade
- Bauch fest
- Brustbein zeigt diagonal nach oben
- Hüften, Knie und Knöchel parallel

Baumhaltung

1 Aufrecht stehen und die Füße parallel nach vorne ausrichten. Den rechten Fuß an den linken Innenschenkel legen. Handflächen aneinanderlegen und vor die Brust halten. Arme langsam nach oben ausstrecken, dabei die Handflächen aneinander lassen, Schultern tief.
20 Sekunden halten, dann lösen. Auf der anderen Seite wiederholen.

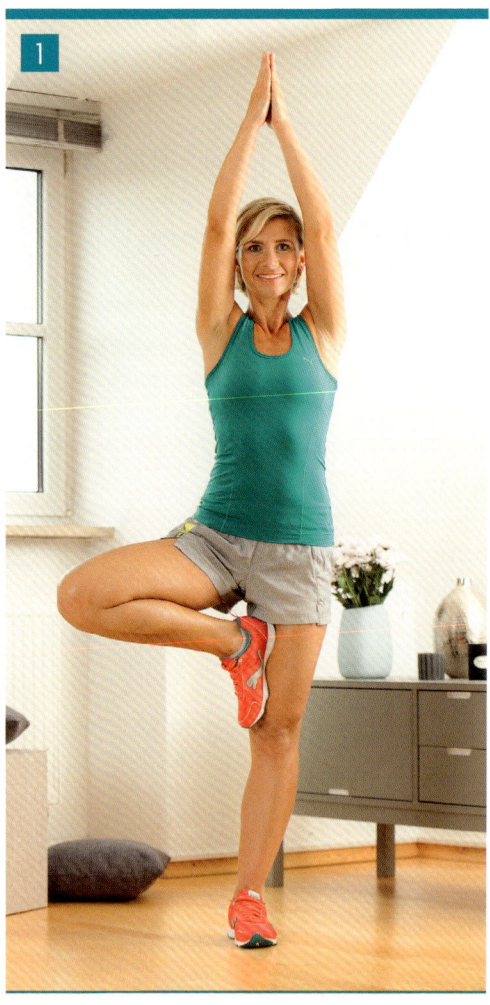

Effekt: Sie schulen mit dieser Übung nicht nur die Balance, sondern fordern auch die tief liegenden Muskeln. Durch das Stehen auf einem Bein werden die Rezeptoren der Fußsohlen intensiv angesprochen und der gesamte Körper wird gefordert, korrigierende und stabilisierende kleine Muskeln zu mobilisieren. Gleichzeitig wird die Stabilität ins Bewegungsgedächtnis weitergetragen und aufgezeichnet. Sie kann bei regelmäßigem Üben schon bald schneller abgerufen werden. Die Haltung wird aufrechter, die Körperspannung besser.

Dynamische Standwaage

Mit dem linken Fuß einen Schritt nach vorne machen. Arme gestreckt neben dem Körper halten. Gewicht auf den linken Fuß verlagern, rechte Zehenspitzen berühren noch den Boden. Linken Arm nach vorne ausstrecken.

2 Rechtes Bein bis auf Hüfthöhe anheben und Oberkörper nach vorne neigen, bis Bein und Oberkörper parallel zum Boden sind.

3 Den Rücken runden, rechtes Knie und linken Ellbogen unter dem Körper langsam zusammenführen.

Je Seite 4 Mal wiederholen, dann in der ausgestreckten Balancehaltung für drei tiefe Atemzüge bleiben. Langsam lösen und auf der anderen Seite wiederholen.

Effekt: Mit dieser Übung trainieren Sie nicht nur die Balance, sondern auch die Rücken- und Bauchmuskulatur intensiv. Auch die Beweglichkeit in der Hüfte wird verbessert, die Beinrückseiten werden leicht gedehnt.

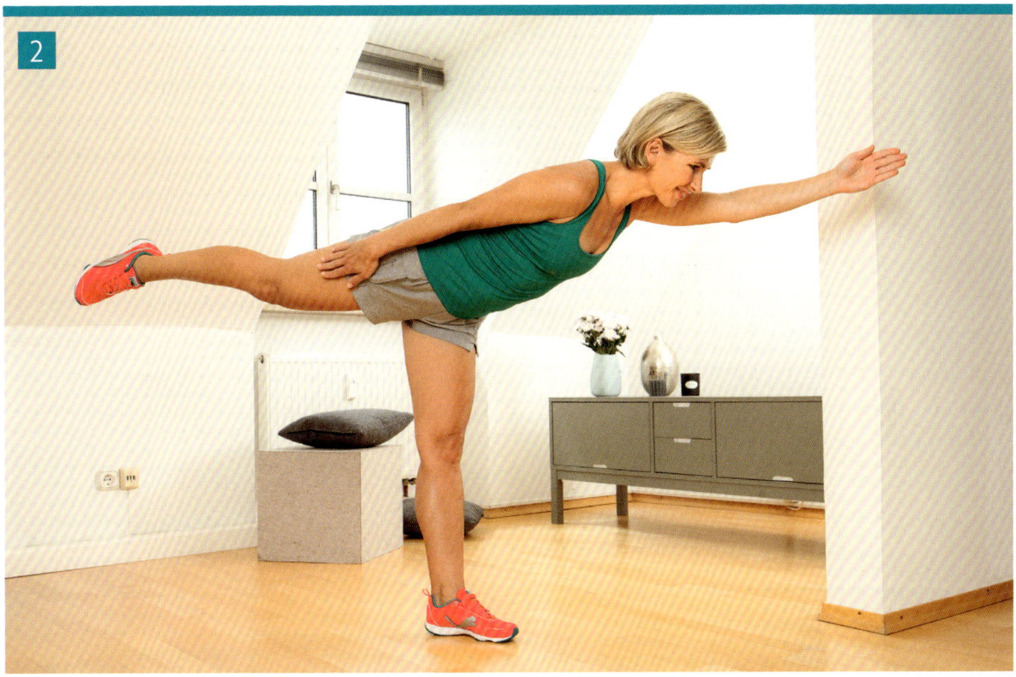

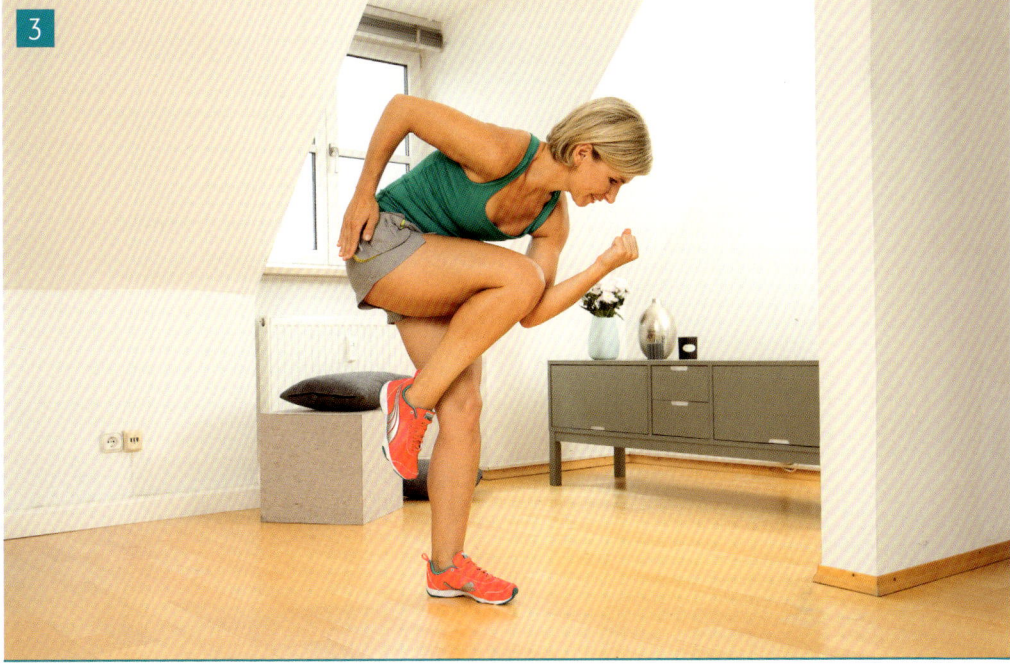

Beckenbrücke

4 Halten Sie ein zusammengerolltes Handtuch oder ein kleines Kissen bereit, alternativ einen Yogablock. Auf den Rücken legen. Arme links und rechts neben dem Körper ausstrecken. Den Nacken entspannen, die Schultern von den Ohren weg ziehen. Legen Sie die Schulterblätter bewusst auf dem Boden ab. Senken Sie das Kinn leicht zur Brust und dehnen Sie den Nacken lang. Die Füße etwa 20 Zentimeter vor dem Gesäß aufstellen und das Kissen oder Handtuch zwischen die Oberschenkel oberhalb der Knie klemmen. Die Füße sollten ungefähr hüftbreit voneinander entfernt sein. Den Nabel nach innen sinken lassen und leicht nach oben ziehen, das Becken leicht aufkippen und weiter gleichmäßig durchatmen. Dann das Becken minimal vom Boden lösen.

Nun die Arme fest in den Boden drücken, Gewicht in die Füße geben und die hinteren Oberschenkel und den Po anspannen. Das Becken weiter anheben, bis Oberschenkel und Oberkörper sich auf einer Ebene befinden. Das Becken wieder senken, aber nicht mehr ablegen.

Insgesamt 12 bis 15 Wiederholungen machen.

Effekt: Durch das Zusammendrücken der Oberschenkel muss der Beckenboden während der gesamten Übung angespannt werden. Auch die Bauchmuskulatur steht unter leichter Anspannung, wenn der Nabel wie beschrieben eingezogen wird. Die Übung stärkt gleichzeitig auch Rücken, Po und hintere Oberschenkel.

Brustöffner

5 Legen Sie ein kleines, festes Kissen oder ein zusammengefaltetes Handtuch so unter Ihren Rücken, dass es zwischen den Schulterblättern liegt, aber den Nacken und auch die Halswirbelsäule nicht berührt. Winkeln Sie die Beine zunächst an und strecken Sie die Arme neben dem Körper seitlich aus, dabei die Handflächen nach oben drehen. Es sollte jetzt eine angenehme, sanfte Dehnung in der Brustmuskulatur und den Vorderseiten der Schultern zu spüren sein. Das Kinn leicht zur Brust ziehen, den Nacken lang dehnen.

6 Nehmen Sie drei tiefe Atemzüge und entscheiden Sie dann, ob Sie die Beine für drei weitere Atemzüge ausstrecken möchten. Wenn Sie das tun, spannen Sie zuvor den Beckenboden leicht an und strecken Sie die Beine nacheinander aus. Dann die Arme heben und über den Kopf nach hinten ausstrecken.

Auch hier noch drei Atemzüge verweilen, dann die Arme wieder neben den Körper ziehen, seitlich vom Handtuch rollen und in Rückenlage der Übung noch drei weitere Atemzüge lang mit geschlossenen Augen nachspüren.

Effekt: Der gesamte Brustraum, aber auch die Schulterpartie wird bei dieser Übung gedehnt und gelockert. Die Blutzirkulation wird angeregt, der Körper bekommt mehr Sauerstoff zur Verfügung gestellt. Das Gefühl der Dehnung trägt zusätzlich zur Entspannung bei. Wer die Beine ausstreckt, sorgt für eine leichte Dehnung der Hüfte.

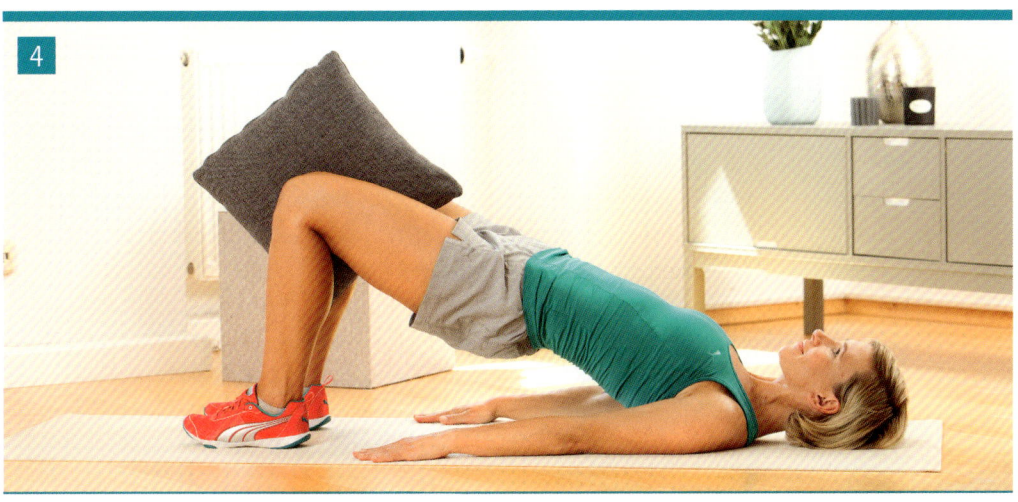

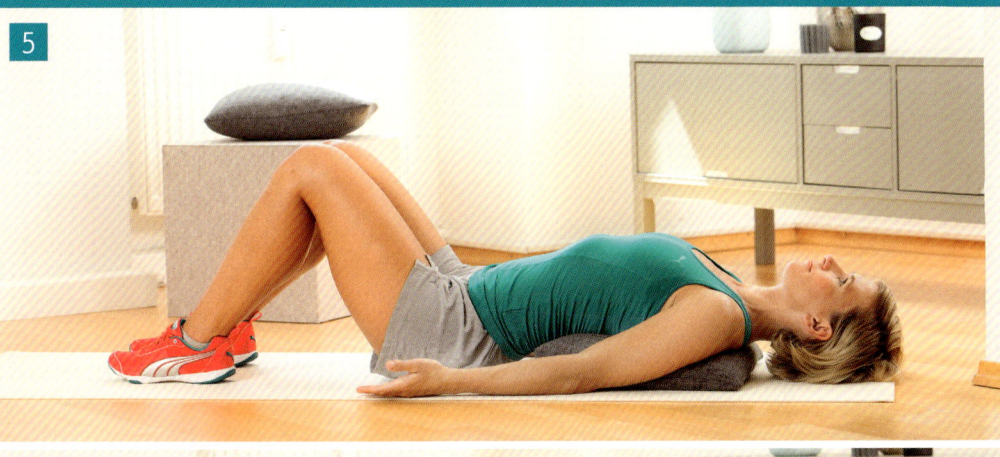

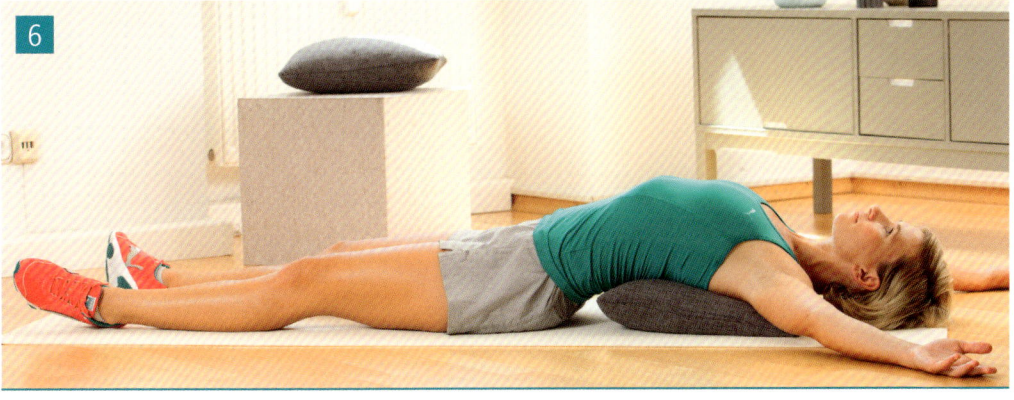

Bauchpower

7 Legen Sie sich auf den Rücken und stellen Sie die Beine weit von sich weg auf, sodass die Fußsohlen gerade noch auf dem Boden bleiben können. Die Füße und die Knie sollten etwa hüftweit geöffnet sein. Strecken Sie die Arme neben dem Körper in Richtung Füße aus, dann die Handflächen auf die Oberschenkel legen. Den Nabel nach innen ziehen und den Blick diagonal nach oben richten. Entspannen Sie die Schultern und legen Sie sie entspannt auf dem Boden ab. Ziehen Sie die Schultern vom Kopf weg nach unten und entspannen Sie auch den Nacken.

8 Wenn möglich, den Oberkörper langsam komplett aufrichten, indem Sie sich Wirbel für Wirbel aufrollen und die Hände an den Oberschenkeln nach oben schieben; schließlich die Arme nach oben heben und den Oberkörper komplett aufrichten, zum Sitzen kommen. Wenn das nicht möglich ist, am höchsten Punkt kurz verharren und dann wieder langsam und kontrolliert abrollen. Können Sie sich komplett aufsetzen, bitte wie folgt fortfahren:

Die Kniekehlen fassen und langsam Wirbel für Wirbel mit viel Körperkontrolle wieder auf den Rücken zurückrollen.

Bewegung 6 bis 8 Mal wiederholen.

Effekt: Die Bauchmuskulatur wird in allen Schichten trainiert, wenn die Übung langsam und ohne Schwung ausgeführt wird. Auch der Beckenboden muss arbeiten; zusätzlich wird die Beweglichkeit der Wirbelsäule trainiert.

Hüftdehnung

9 In der Bauchlage beginnen. Beine geschlossen halten und den Kopf zunächst locker auf den Händen ablegen, Schultern ebenfalls entspannen. Nabel nach innen ziehen und den Beckenboden leicht anspannen, den Nacken entspannen. Rechtes Bein beugen und mit der rechten Hand das rechte Fußgelenk greifen. Rechte Beckenhälfte sehr bewusst in den Boden drücken und den Fuß für 10 Sekunden sanft, aber fest zum Gesäß ziehen.

Dann mit dem Fuß Druck gegen die Hand aufbauen und mit der Hand dagegen halten. Etwa 20 Sekunden den maximalen Druck halten, dann lösen und die Ferse für 20 Sekunden fest ans Gesäß ziehen. Gleichzeitig das Becken in den Boden drücken.

Diese Druckübung insgesamt 3 Mal pro Seite wiederholen.

Effekt: Diese Übung dehnt die Hüftbeugemuskulatur und den vorderen Oberschenkel. Beide Muskelpartien sind maßgeblich für die Aufrichtung des Beckens. Vor allem bei Frauen, die viel joggen, Treppen steigen, Rad fahren oder Stepaerobic betreiben, ist diese Muskulatur gerne verkürzt.

Vorteilhaft für die Streckung der Muskulatur sind Yogaübungen oder Stretching. Stress begünstigt die Verkürzung vor allem der Hüftbeugemuskeln, da sie den Körper in Fluchtbereitschaft versetzen, die durch die Ausschüttung von Stresshormonen vorbereitet wird. Die Dehnung der Hüfte wirkt außerdem stressreduzierend.

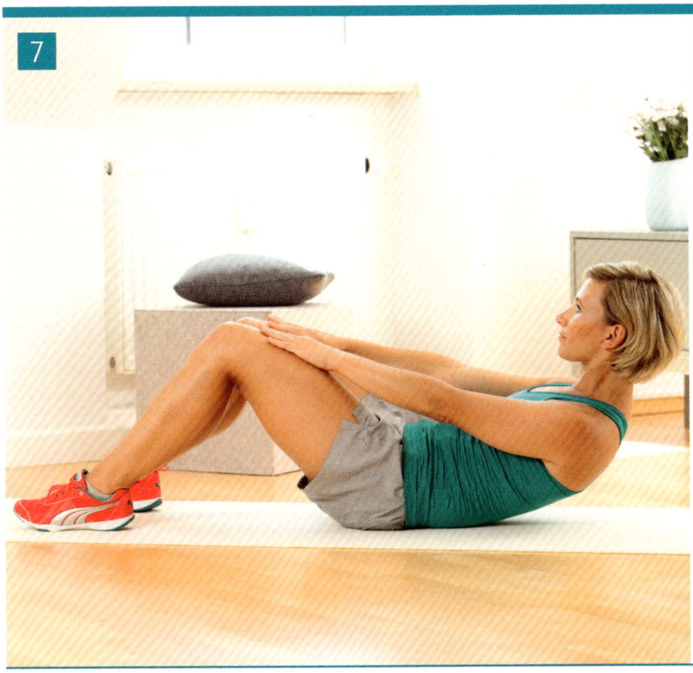

7

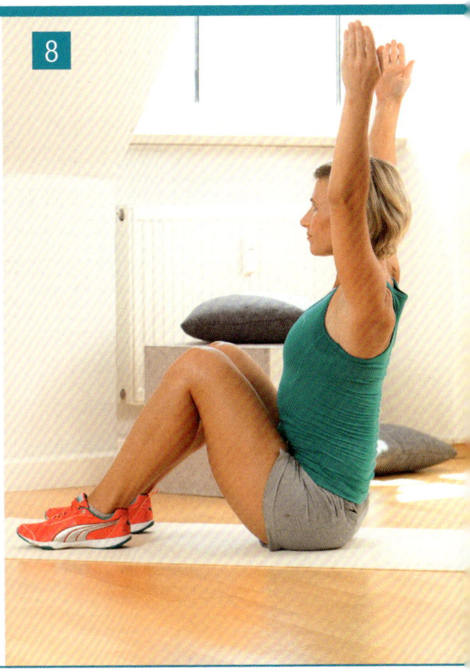

8

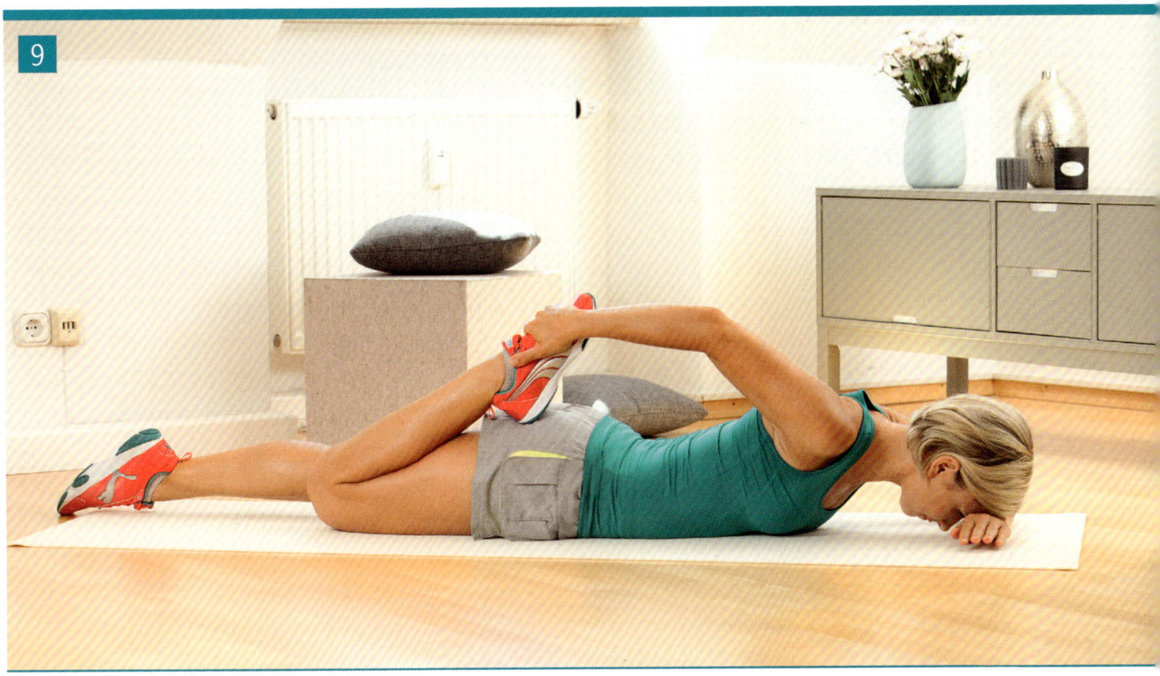

9

Basics Trainingsplanung

Insgesamt müssen Sie fünf Trainingseinheiten pro Woche absolvieren, um das Programm effektiv zu absolvieren. Legen Sie drei feste Trainingstage und auch die Trainingszeit fest, zu denen Sie trainieren möchten. Den vierten und fünften Trainingstermin sollten Sie nach außen hin ebenfalls als feststehend kommunizieren, aber für sich selbst offen lassen, ob Sie morgens oder abends trainieren werden. Überlegen Sie sich, ob es Sinn macht, einen Termin am Wochenende zu absolvieren: Haben Sie dann mehr Zeit oder gehört das Wochenende der Familie? Beides ist in Ordnung, aber Sie müssen das für sich selbst vorher festlegen.

Zeit für mich

Das jeweilige Workout dauert rund 60 bis 70 Minuten; ich würde Ihnen jedoch empfehlen, mindestens zwei, besser drei Stunden Zeit freizuhalten, damit Sie sich entspannt zum Training begeben können und im Anschluss noch ausreichend Zeit zur Verfügung steht, um zu duschen und wieder auf Normalbetrieb zu schalten. Eventuell möchten Sie sich auch noch zehn Minuten ausruhen. Ich empfehle Ihnen, die Workouts nicht zu spät zu absolvieren, da der Körper dann wesentlich schlechter zur Ruhe kommt und der Stoffwechsel für mehrere Stunden erhöht ist. Viele Personen können nach abendlichen Trainingseinheiten nach 21 Uhr schlechter und weniger tief schlafen. Morgendliches Training ist wunderbar, allerdings sollten Sie bedenken, dass vor allem in Woche drei und vier bei den Fatburner-Workouts sehr viel Energie benötigt wird und Sie möglicher-

weise tagsüber etwas schlapp sein könnten. Auch das ist aber eine individuelle Sache; Sie werden es sicher spüren, welche Trainingszeiten Ihnen guttun und welche Zeiten gut mit Ihrem täglichen Ablaufplan harmonieren. Generell gibt es keine »besseren« oder »schlechteren« Tageszeiten für Ihr Training. Jede Tageszeit, zu der Sie trainieren, ist jedoch grundsätzlich eine wertvolle, gute Tageszeit und verdient es, auch von Ihrer Umwelt entsprechend honoriert und respektiert zu werden. Nehmen Sie Ihre Termine mit sich selbst genauso wichtig wie die mit Ihren Businesspartnern, der Familie oder Freunden.

Plan mit Pluspunkten

Halten Sie sich unbedingt an die vorgegebene Einteilung des Trainingsplans und vermischen Sie die Trainingsprogramme auch bei einem frei gestalteten Training nicht miteinander. Die Übungen sind so kombiniert, dass sie optimal zusammenspielen, also die Basis und die tief liegenden Muskelschichten aufbauen, aber gleichzeitig auch die darüberliegenden Schichten, die Sie wirklich bearbeiten möchten, die nötige Zuwendung bekommen. Ist es Ihnen nicht möglich, die genannte Anzahl an Wiederholungen durchzuführen, dann machen Sie einfach so viele Wiederholungen wie möglich und pausieren kurz. Versuchen Sie erneut, die Übung durchzuführen und die genannte Wiederholungsanzahl zu absolvieren. Gelingt Ihnen das im zweiten Anlauf nicht, weil Muskeln und Fitness noch nicht mitspielen, fahren Sie mit der nächsten Übung fort.

Step by Step

Beginnen Sie jedes Workout mit einem kurzen Warm-up aus Aerobicschritten oder marschieren Sie auf der Stelle. Wenn Sie auf der Stelle gehen, bewegen Sie die Arme nach einigen Minuten unbedingt auch auf und schließlich über Schulterhöhe, um die Schultern und den Oberkörper entsprechend aufzuwärmen. Sie können aber auch einfach das hier gezeigte Warm-up absolvieren und sind damit perfekt vorbereitet auf für folgende Übungsprogramm.

Und nach vier Wochen?

Sie können die einzelnen Trainingsprogramme natürlich auch weiterhin durchführen oder sich aus den Übungen innerhalb eines Wochenblocks eigene Programme zusammenstellen; oder Sie verwenden die Workouts regelmäßig als Ihr reguläres Trainingsprogramm weiter. Dazu würde ich Ihnen dann vier Trainings je Woche empfehlen; zwei Fatburner-Einheiten und zwei Kräftigungs-Workouts wären ideal.

Perfektes Ende: Ziehen Sie die Muskeln lang und schlank!

Jedes Training sollte mit einem guten Dehnprogramm abgeschlossen sein. Für jede Woche sind die gezeigten Dehnübungen speziell abgestimmt und stretchen die Muskelpartien, die am stärksten beansprucht werden. Sie machen ohnehin regelmäßig mindestens zweimal pro Woche eineinhalb Stunden Yoga? Wunderbar. Dann dürfen Sie die Dehnungsübungen gerne weglassen.

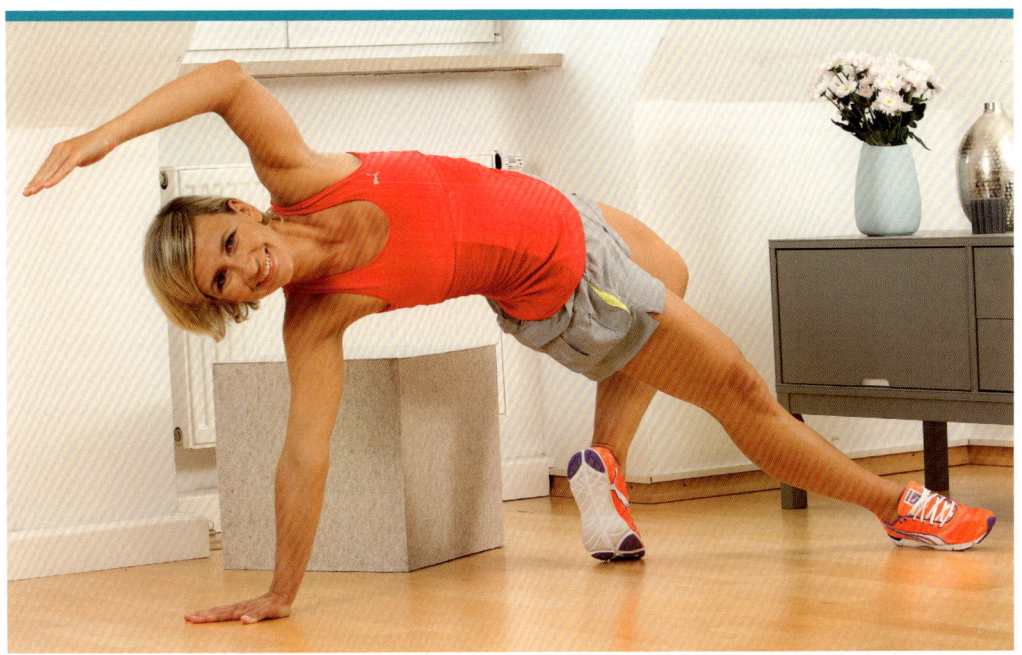

Sie werden bald merken, dass Sie sich fitter, ausgeglichener und rundum wohl fühlen. Bleiben Sie dran!

Effektiv essen

Figurfood hat eigentlich nur Vorteile: Es macht satt, glücklich und schön. Sie brauchen keinen speziellen Ernährungsplan einzuhalten, wenn Sie sich an die folgenden Grundregeln halten und im Alltag, zumindest in den kommenden Wochen, keine Ausnahmen machen. Disziplin ist wichtig, denn nur wenn alle Faktoren optimal zusammenspielen, können Sie die besten Ergebnisse dieses Lifestyle- und Trainingsprogramms erreichen. Ihr Mantra für die folgenden vier Wochen lautet: Gemüse satt, wenig Obst, gezielt Kohlenhydrate. Kein Fleisch und Fisch, keine Milchprodukte, keine Säfte. Viel stilles Wasser, mindestens drei Liter sollten es sein; in den Fatburner-Wochen eher vier. Proteine bekommen Sie in absolut ausreichendem Maße durch Gemüse und Getreideprodukte.

Drei Energiequellen

Kohlenhydrate, Proteine, Fette: Aus diesen drei Energiequellen bedient sich der Körper, um in Betrieb zu bleiben und Wärme zu generieren. Je nach Quelle stehen pro Gramm Energielieferant eine bestimmte Anzahl Kilokalorien zur Verfügung, die aber nie komplett nutzbar sind.

Für die Quellen Proteine und Fett benötigt der Körper beim Aufspaltungsprozess relativ viel Energie, gewinnt daraus also weniger Körperbenzin als beim Aufspalten von Kohlenhydraten. Deswegen sind Kohlenhydrate auch das Superbenzin des Körpers und werden bevorzugt verfeuert. Das bedeutet jedoch nicht, dass Zucker Ihre bevorzugte Energiequelle sein sollte; im Gegenteil. Sie wollen ja aus möglichst viel Nahrungsvolumen die vergleichsweise wenigen täglichen Kilokalorien beziehen. Zum Vergleich: Sie können drei Burger essen, um Ihre komplette Kalorienbilanz zu erfüllen, haben davon aber kaum Vitamine, wenig Mineralstoffe und somit minderwertige Nahrung zu sich genommen. Im Vergleich dazu steht ein großes Müsli, ein Teller fettarm zubereiteter Gemüseauflauf mit Quinoa und ein leckerer Rohkostteller mit zwei Scheiben Keimbrot und einem Avocadodip. Zusätzlich zwei Stück Obst und eine Handvoll Gemüse wie Karottensticks zwischendurch. Welcher Ernährungsform würden Sie den Vorzug geben? Um locker durch den Alltag zu kommen, ist es sehr hilfreich, sich morgens zehn Minuten Zeit zu nehmen und individuelles Take-away-Essen zuzubereiten. Schnippeln Sie, was das Gemüsefach hergibt — und scheuen Sie sich nicht, kreativ zu werden. Ein kleiner Löffel Sonnenblumenkerne beispielsweise kann aus einem schnöden Karot-

Woher kommen meine Proteine?

In jedem Gemüse stecken auch Proteine. Sie sollten sich zudem Quinoa und Amaranth ins Haus holen; beide sind hervorragende Proteinquellen. Aber auch Bohnen und Brokkoli haben es in sich.

tensalat eine wahre Gaumenfreude machen; ein paar Tropfen Kürbiskernöl daran bescheren Ihnen ein wahres Jubelfest der Geschmacksnerven! Achten Sie darauf, möglichst viel Volumen zu essen, also viel Essen auf dem Teller zu haben, ohne eine riesige Kalorienbilanz auflaufen zu lassen. Ein guter Start in den Tag könnten beispielsweise ein Fruchtsalat mit Sojajoghurt und eine Handvoll Müsli sein. Trinken Sie grünen Tee, Mate-Tee oder Matcha-Tee dazu. Das gibt Energie und sorgt für einen Gesundheitskick durch Antioxidanzien.

Teamwork für knackige Formen

Fatburning und gutes, sinnvolles Essen stellen die Formel dar, mit dem Sie ein unschlagbar effektives Team für Ihre Traumfigur zusammenstellen. Beide Player sind gleich wichtig. Um ein Kilo Fett von den Rippen zu schmelzen, müssen Sie nicht das ganze Fettkalorienkontingent von 9000 kcal beim Sport verfeuern. Wie gesagt geht viel Energie bereits beim Aufspalten von Fett verloren. Etwa 7000 kcal müssen Sie aber schon schmelzen lassen, wenn Sie den Depots ans Eingemachte wollen. Es geht beim Fatburner-Training eher darum, die Fähigkeit des Körpers zu verfeinern, schneller auf die Reserven zuzugreifen und nicht nur das gerade verspeiste Essen zu verheizen. Je schneller das geschieht, desto besser ist Ihre Grundlagenausdauer in Schuss und desto effektiver wird Ihr Workout. Denn ist der Grundlagenstoffwechsel in Form, verbrennen Sie schon bei sehr wenig anstrengenden Aktivitäten und sogar beim Muskeltraining wesentlich mehr Energie aus den körpereigenen Fettreserven. Mindestens genauso

wichtig ist jedoch die Nahrungsaufnahme: Sie sollten sich bewusst darüber sein, was Sie zu sich nehmen, wie viel das jeweilige Nahrungsmittel an Energie für Ihren Körper bereithält und wie viel Volumen darin steckt, das wirklich satt und zufrieden macht. Sie kennen ja nun Ihren Kalorienbedarf und können sich ausrechnen, wie viele Kalorien Sie mit Sport zusätzlich verheizen. Zusammengenommen ergibt das die Kalorienmenge, die Sie gefahrlos zu sich nehmen können; mit der Sie sogar fitter werden und schlanker aussehen können – denn wenn der Fatburner-Modus anspringt, verheizen Sie Energie aus den Fettdepots. Aber das funktioniert nur bis zu einem gewissen Maße: Wenn Sie schon relativ fit sind oder schon eine gute Grundlagenmuskulatur haben, werden Sie mit dieser Rechnung nicht sehr weit kommen. Dann müssen Sie ins Kalorienminus rutschen, um effektiv an der Figur zu arbeiten; nicht nur um abzunehmen. Ich empfehle Ihnen, die Kalo-

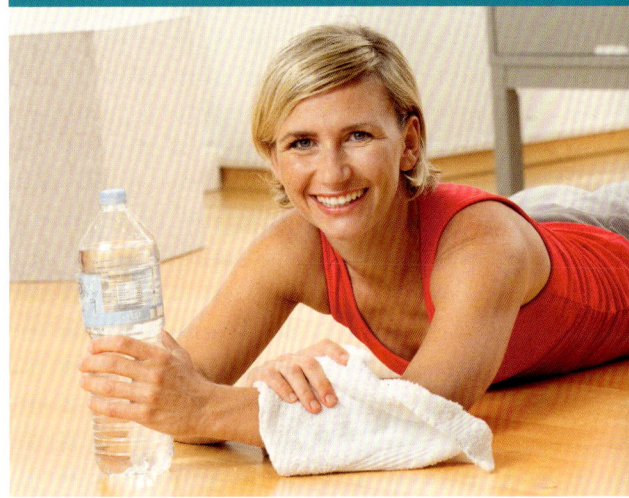

Trinken Sie ausreichend. Vor allem stilles Wasser tut gut.

rienmenge nicht von vornherein festzulegen, sondern mit den folgenden zwei Strategien gezielt zu spielen und Ihren individuellen Ernährungsfahrplan daraus abzuleiten.

Volumen statt Verzicht

Suchen Sie sich Nahrungsmittel aus, die Ihnen optisch viel, aber inhaltlich nicht sehr viel Energie, dafür aber Vitamine und Mineralstoffe satt zu bieten haben. Meine persönlichen Powerbomben: Äpfel, Möhren, Paprika. Enthalten alle viel Wasser, wenig Kalorien und sind sehr vitaminreich. Trinken Sie viel Wasser, um nicht dem Fehlgefühl von Hunger zu erliegen: Wir haben naturbedingt Schwierigkeiten, Durst und Hunger auseinanderzuhalten – und was wäre leichter, als den Durst erst mal zu stillen, bevor man zum Essen greift? Erziehen Sie sich dazu, stets eine Flasche stilles Wasser bei sich zu haben und regelmäßig kleine Schlucke zu nehmen.

Essen im Tagesrhythmus

Versuchen Sie, die Aufnahme Ihrer Kohlenhydrate im Rhythmus des Körpers zuzuführen: Wenn Sie beispielsweise morgens ein großes Müsli, mittags wenig Reis, Quinoa, Kartoffeln zu sich nehmen und abends nahezu komplett kohlenhydratfrei essen, passen Sie sich dem Stoffwechsel des Körpers an. Tagsüber läuft die Verdauung am besten und was nachts liegen bleibt, landet eher auf den Hüften als im Brennofen Ihrer Muskelzellen. Einzige Ausnahme: Sie wollen morgens beim Cardioprogramm richtig Gas geben. Dann würde ich Ihnen dazu raten, auch abends drei bis vier große Löffel Kohlenhydrate (entspricht zwei großen Kartoffeln, 100 g Quinoa oder Reis) zu sich zu nehmen.

Das Maß der Dinge: Ihre Hand

Insgesamt können Sie sich folgende Faustregel für eine ausgewogene, vollwertige Ernährung merken – und Ihr Messlöffel liegt wortwörtlich auf der Hand. Kalorienzählen wird nahezu überflüssig. Ihre eigene Handfläche dient als Löffel.

Nehmen Sie jeden Tag drei Handvoll Kohlenhydrate, drei Handvoll Obst, fünf Handvoll Gemüse zu sich und Ihr Tagesbedarf ist auf jeden Fall gedeckt. Salate fallen nicht ins Gewicht; die Blättchen haben kaum Nährwerte, sind aber teilweise (vor allem in Kräutervariationen wie Rucola und Brunnenkresse) mit Vitaminen gesegnet. Mein persönlicher Tipp: frische Kräuter. Sie machen das Leben nicht nur schmackhaft, sondern geben Ihrem Essen auch die Extraportion Vitamine und Powerstoffe.

Superfoods für Superfrauen

Wenn Sie sich gerne mit dem Thema Ernährung beschäftigen und sich statt einem morgendlichen Kaffee auch einen grünen Smoothie als Kickstarter vorstellen können, sollten Sie mal die sogenannten Superfoods genauer unter die Lupe nehmen. Gemeint sind Nahrungsmittel, die entweder zur gewohnten Ernährung hinzugefügt werden können und als Pulverextrakte, Beeren oder Streusel für einen Extrakick an Vitaminen und Mineralstoffen sorgen – oder aber als spezielle Drinks angerührt und als Vitaminbomben aus rein naturbelassenen Rohstoffen wirken. Das gibt nicht nur gute Laune, sondern hält gesund und unterstützt Ihr Trainingsprogramm bestmöglich. Gute Quellen für den Bezug der Superfoods finden Sie am Ende des Buches (s. S. 126).

Magie der Motivation

Der wichtigste Punkt, um die vier Wochen Trainingsplan durchzuhalten, ist Ihre eigene Motivation. Sie wollten das schon lange mal ausprobieren und sind bereit, sämtliche Termine mit sich selbst wahrzunehmen? Wunderbar, denn das ist die Grundeinstellung, mit der Sie beginnen sollten! Falls es noch ein wenig hakt mit der Planungssicherheit und Sie Bedenken haben, dass die äußeren Faktoren Sie vom Training oder vom veränderten Essplan abhalten könnten, habe ich im Folgenden ein paar hilfreiche Informationen für Sie zusammengestellt.

Pause? Keine Panik!

Zunächst sollten Sie wissen, dass ein Erfolg beim Training immer zu hundert Prozent von der Motivation und der Willenskraft des Sportlers, also in diesem Falle von Ihnen, abhängt. Nur wenn Sie bereit sind, die vier Wochen für sich optimal zu nutzen, kann der Plan aufgehen und Sie werden die gewünschten Ergebnisse erzielen. Machen Sie sich klar, dass Sie keine vier Wochen am Stück maximal motiviert sein werden. Es gibt immer Phasen, die mal kürzer oder auch mal ein, zwei Tage dauern können, an denen Sie die Lust am Üben verlieren oder die Zeit einfach nicht ausreicht oder Ihnen irgendein äußerer Umstand einen Strich durch die Rechnung macht und Sie zu einer strategischen Änderung zwingt.

Zuerst die gute Nachricht: Das alles ist nicht weiter tragisch, solange Sie rechtzeitig zur ursprünglichen Strategie zurückkehren und mit dem regulären Trainingsplan weitermachen. Je länger Ihre Abweichung vom ursprünglichen Trainingsplan dauert, desto länger brauchen Sie jedoch, um wieder ins richtige Fahrwasser zu gelangen.

Sind Sie in Woche eins oder zwei mit dem Übungsplan und mehr als zwei Tage vom Kurs abgekommen, sollten Sie am besten neu starten. Beginnen Sie dann mit dem Programm, was zwei Tage vor der Pause auf dem Plan stand und machen Sie dann ganz normal weiter. Hören Sie nicht auf, bleiben Sie dran!

Helfen Sie sich selbst!

Es ist sehr wichtig, dass Sie gut zu sich sind. Nur, wenn Sie Ihrer Figur und Ihrem Training gegenüber positiv eingestellt sind, können Sie die vier Wochen mit Spaß durchhalten. Lächeln Sie sich im Spiegel morgens an, wiegen Sie sich bitte nur einmal pro Woche und essen Sie so, dass Sie sich mindestens einmal am Tag satt und zufrieden fühlen.

Belohnen Sie sich für Etappenziele: Beispielsweise eine Massage nach der ersten Woche, ein Kinobesuch nach der zweiten Woche und nach Woche drei oder vier ein neues Sportoutfit fühlen sich nicht nur toll an, sondern geben Ihnen auch das gute Gefühl, sich Zeit für sich selbst zu nehmen. Gewöhnen Sie sich ab, von Ihren Problemzonen zu sprechen, und stellen Sie Ihre Vorzüge in den Vordergrund. So geben Sie sich selbst psychologische Schützenhilfe.

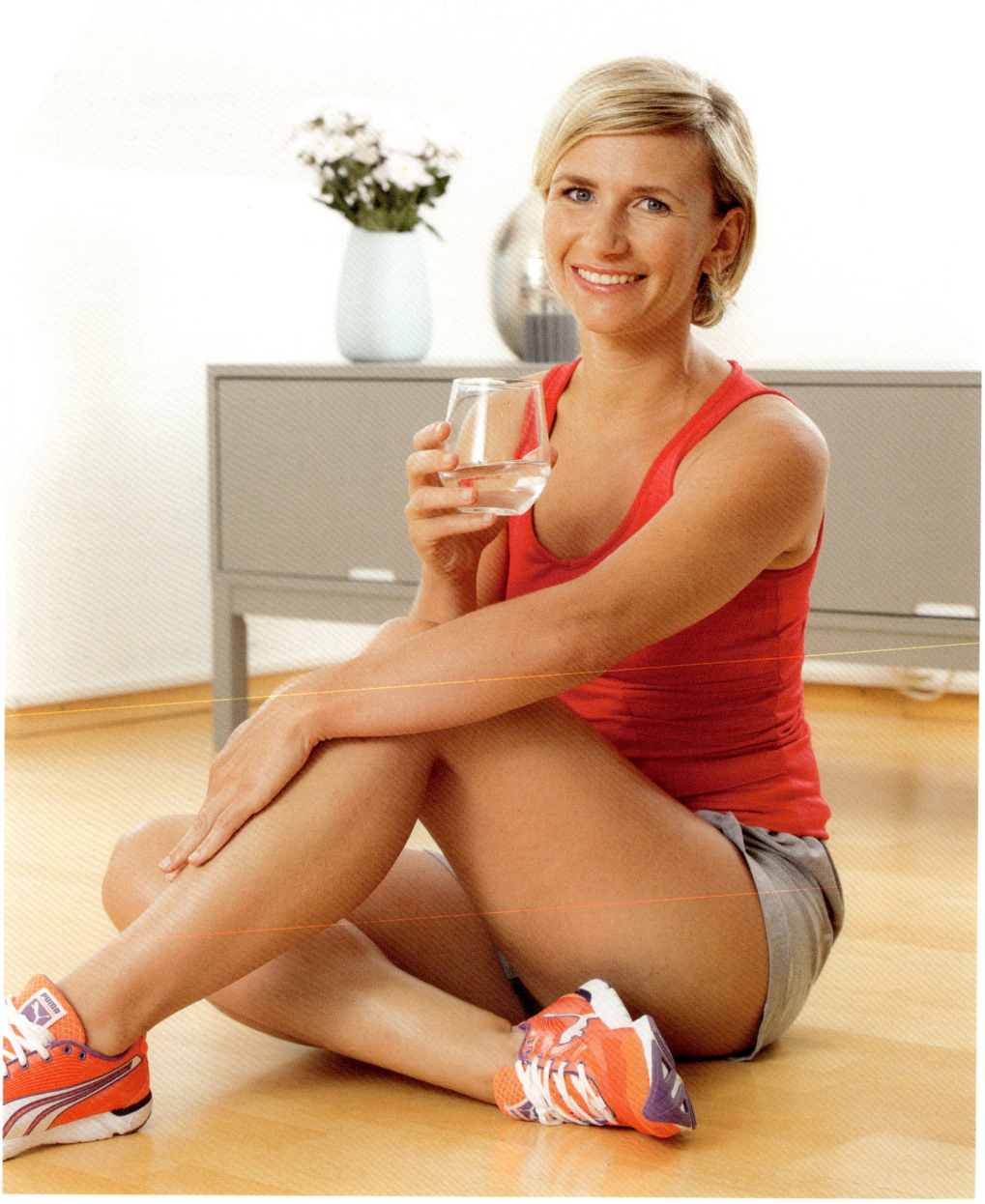

Eine positive Einstellung sieht man Ihnen auf lange Sicht auch an. Ausstrahlung und Aussehen gehen Hand in Hand.

Power der Psyche

Schönheit kommt von innen – und das meine ich nicht nur physikalisch. Klar ist es wichtig, dass Sie sich gut ernähren, aber mindestens genauso wichtig ist es, dass Sie Geist und Seele nähren und sich selbst gegenüber eine milde und angemessene Sichtweise entwickeln. Es nützt Ihnen gar nichts, jeden Tag über körperliche Makel zu stolpern und sich geistig daran festzuhalten.

Unterschätzen Sie nicht die Macht Ihrer Gedanken und deren Auswirkung: Jeder Tat, jeder Handlung und jeder körperlichen Manifestation geht ein Gedanke, ein Gefühl, meistens Worte voraus. Nur das, was Sie tatsächlich denken und fühlen, kann sich auch nach außen hin ausdrücken. Versuchen Sie also, einen Schritt weiter zu gehen als bisher. Beenden Sie den Selbstboykott mit abschätzigen Gedanken, negativ belegten Worten und dem Festhalten an der Vergangenheit. Nur wenn Sie nach vorne blicken und erkennen, wo Sie hinwollen mit Ihrem neuen, innerlich durchdachten Figurbild, nur dann kann es sich auch tatsächlich manifestieren und Sie zu Ihrer Bestform finden.

Sprechen und denken Sie liebevoll über den Bauch, der Ihnen vielleicht bereits wundervolle Kinder geschenkt hat, und danken Sie Ihren Beinen, die Sie bisher stark und zuverlässig durchs Leben getragen haben. Seien Sie liebevoll und dankbar im Umgang mit sich selbst und Ihrem Körper. Gehen Sie dann einen Schritt weiter: Stellen Sie sich detailliert und in allen Einzelheiten vor, wie Sie aussehen werden, wenn Sie mit dem Vier-Wochen-Programm fertig sind und schließlich das angestrebte Ziel erreicht haben. Suchen Sie sich kraftvolle Sätze, die Ihren ganz persönlichen Wunsch nach Veränderung als bereits umgesetzt ausdrücken. Schaffen Sie sich Ihr eigenes, persönliches Mantra – und werden Sie nicht müde, es immer und immer wieder zu wiederholen, bis es sich anfühlt wie eine gegebene Tatsache, eine bereits manifestierte und unumstößliche Gegebenheit.

Mantra-Magic

Picken Sie sich die zwei, drei Dinge heraus, die Sie am stärksten verändern möchten. Wenn Sie beispielsweise etwas abnehmen, den Bauch flacher und die Oberschenkel straffer formen möchten, könnten Ihre Mantren wie folgt lauten: »Ich erlaube mir loszulassen und fühle mich wohl mit meiner neuen Kleidergröße.« Oder aber Sie fokussieren die Körperzonen: »Mein Bauch fühlt sich flach und fest an. Meine Oberschenkel sind glatt und geschmeidig.« Stellen Sie sich detailliert vor, wie Sie aussehen werden, wenn die vier Wochen vorüber sind.

TIPP Fangen Sie morgens damit an, sich gut zu fühlen! Lächeln Sie sich an und machen Sie ein Ritual daraus, sich gut zu fühlen. Ziehen Sie nur Kleidung an, die Sie gut aussehen lässt, und werfen Sie Sachen weg, die Ihnen das Gefühl geben, nicht schön, schlank oder jung genug zu sein. Diese Kleidung gehört auch nicht in den Keller, sondern in die Kleidertonne!

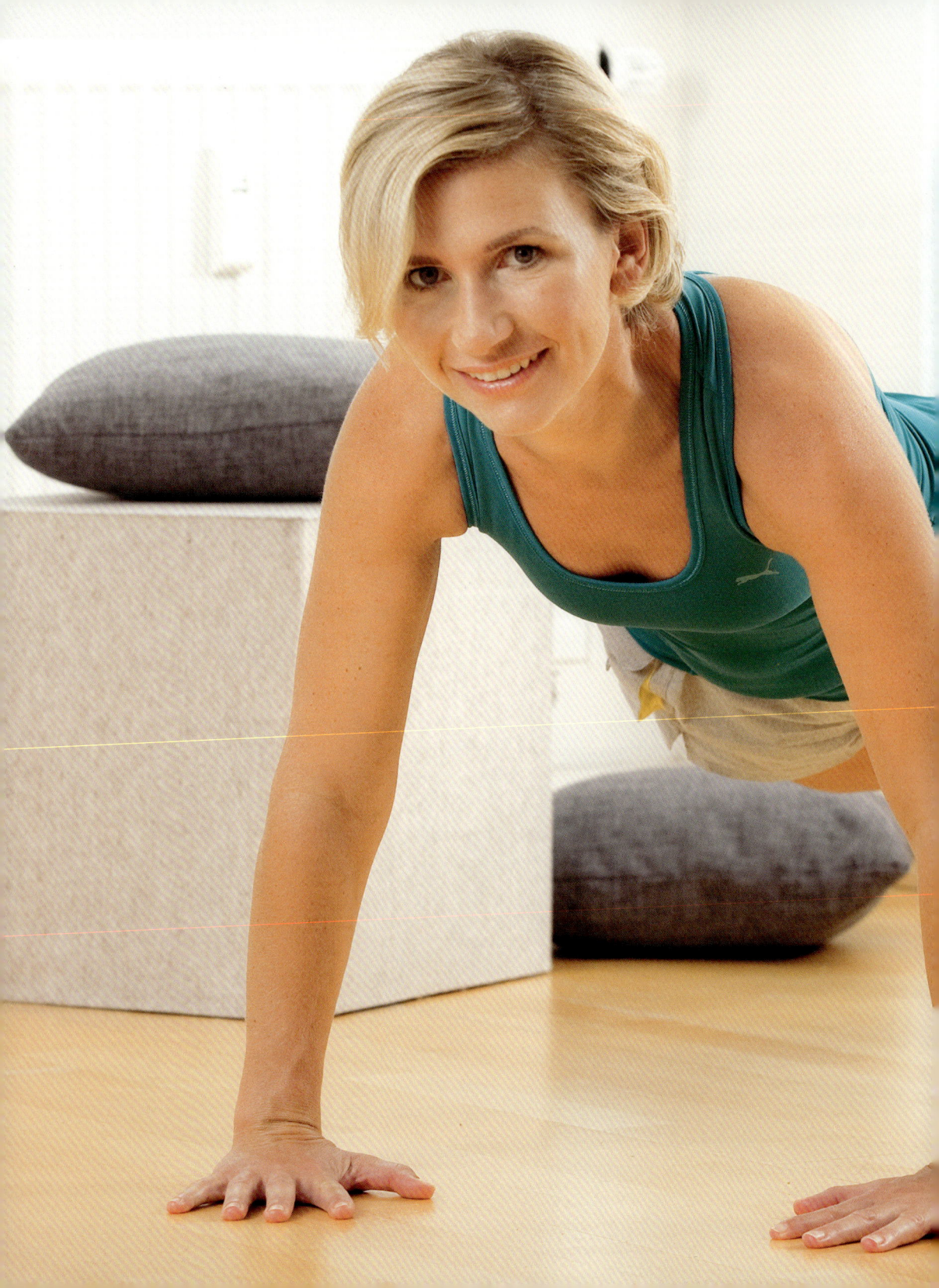

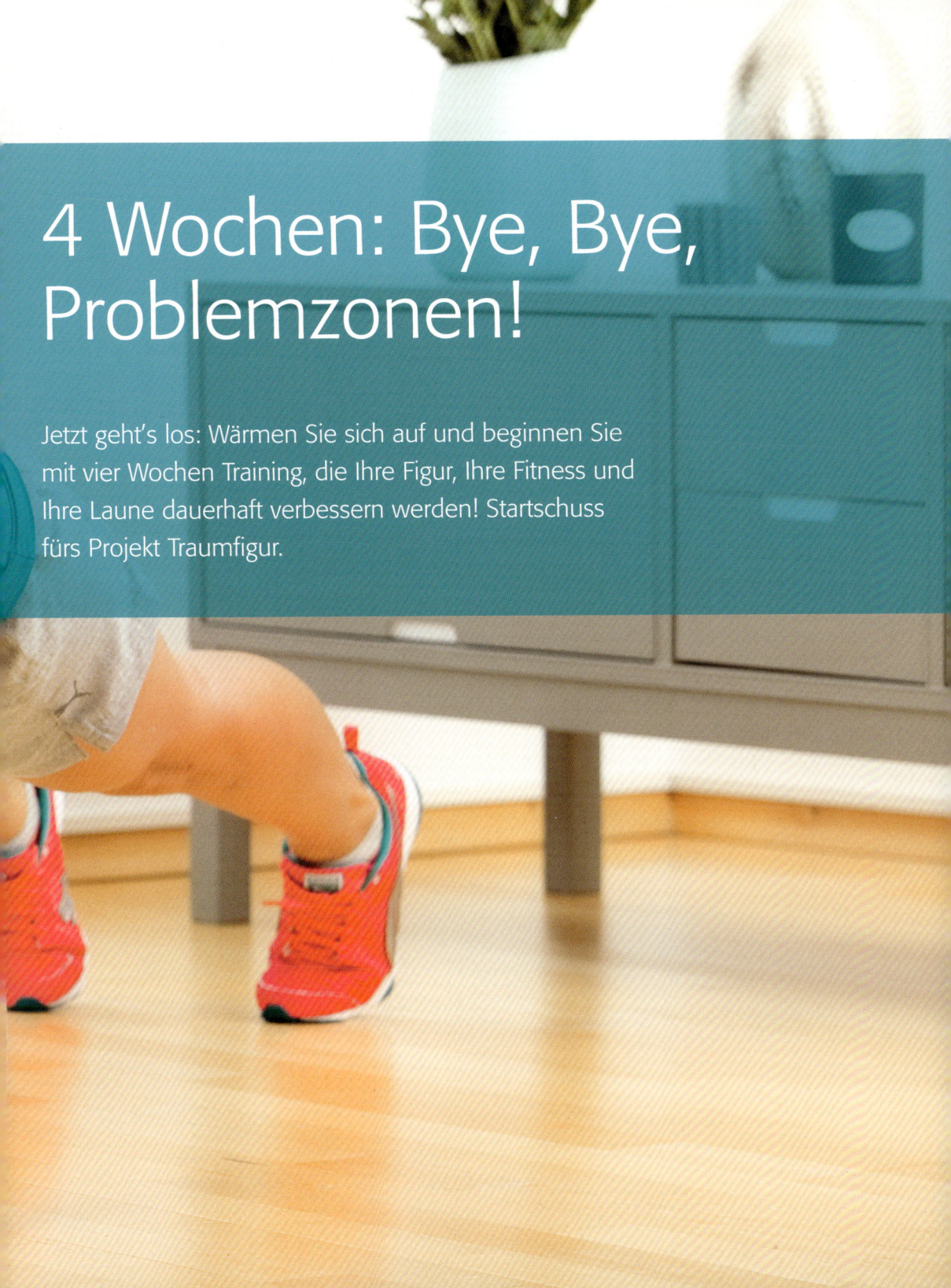

4 Wochen: Bye, Bye, Problemzonen!

Jetzt geht's los: Wärmen Sie sich auf und beginnen Sie mit vier Wochen Training, die Ihre Figur, Ihre Fitness und Ihre Laune dauerhaft verbessern werden! Startschuss fürs Projekt Traumfigur.

Sanfter Start: das Warm-up

Bringen Sie den Körper auf Betriebstemperatur! Wenn Muskeln, Sehnen, Bänder und Gelenke gut aufgewärmt sind, sinkt zum einen das Verletzungsrisiko. Zum anderen werden die ausgeführten Übungen effektiver und Sie haben einfach mehr vom Training. Haben Sie vorhin beim Haltungstest festgestellt, dass Sie zusätzlich das Haltungstraining durchführen möchten, sollten Sie zuerst das Warm-up, anschließend das Haltungstraining und dann das Übungsprogramm durchführen. Jedes Übungsprogramm beinhaltet abschließende Dehnungsübungen, die gleichzeitig das Cool-down des Workouts darstellen. Im Anschluss können Sie noch ein wenig relaxen oder zum Alltag zurückkehren.

March

1 Marschieren Sie für zwei Minuten auf der Stelle. Winkeln Sie die Arme im 90-Grad-Winkel an und schwingen Sie die Arme locker gegengleich mit. Achten Sie darauf, dass Sie die Füße von den Fußballen her zu den Fersen hin abrollen und möglichst leise mit den Füßen aufsetzen. Achten Sie auf eine Grundspannung im Körper und halten Sie den Oberkörper aufrecht.

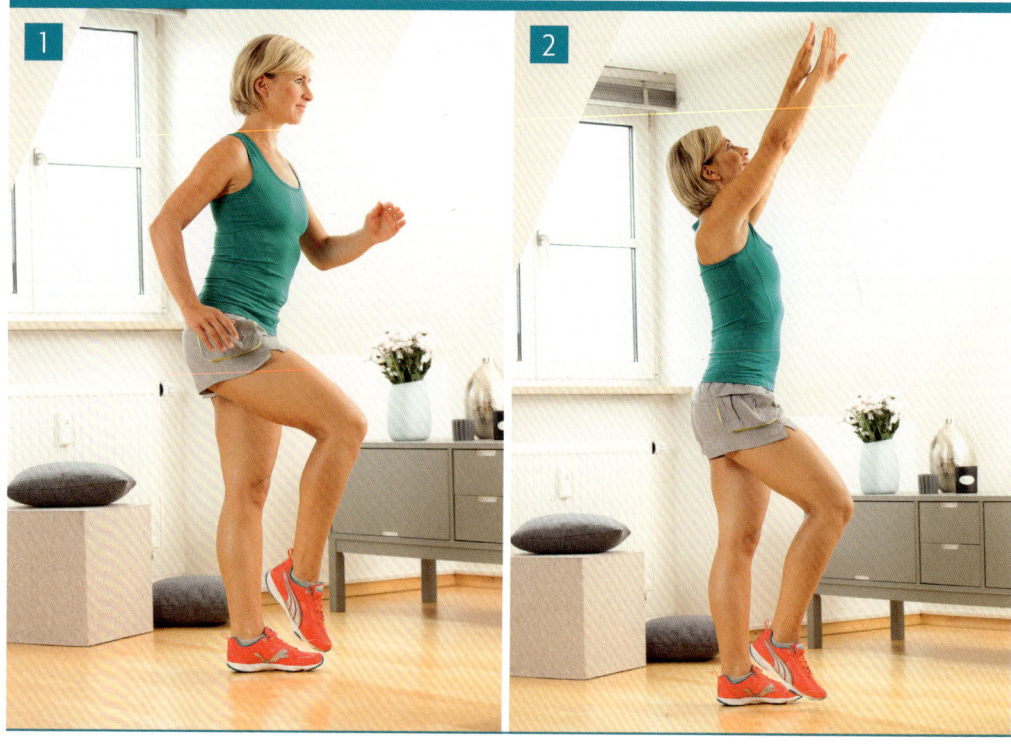

Sauerstoffdusche

2 Marschieren Sie weiter und ziehen Sie bei einer tiefen Einatmung die Arme über die Seiten über den Kopf nach oben, den Kopf dabei leicht in den Nacken legen, um noch tiefer einatmen zu können.

Beim Ausatmen die Arme gestreckt über die Seiten neben den Körper ziehen. Machen Sie das für eine Minute.

Seitschritt

3 Gewicht nach links. Machen Sie dann mit dem rechten Bein einen Schritt nach rechts. Verlagern Sie das Gewicht nach links und ziehen Sie das linke Bein heran. Schließen Sie die Beine wieder. Machen Sie dann den Schritt nach links. Achten Sie dabei darauf, die Knie während der gesamten Bewegung leicht gebeugt zu halten.

4 Nehmen Sie die Arme bei der Bewegung locker mit: Halten Sie die Arme leicht angewinkelt vor dem Körper, schieben Sie beide Arme bei der Grätschphase der Beine dynamisch, aber locker nach vorne und ziehen Sie die Ellbogen eng am Körper nach hinten, wenn Sie die Beine schließen. Es ist wichtig, auf die Dynamik des Oberkörpers zu achten, um wirklich den gesamten Körper aufzuwärmen. Führen Sie die Bewegung für etwa zwei Minuten durch.

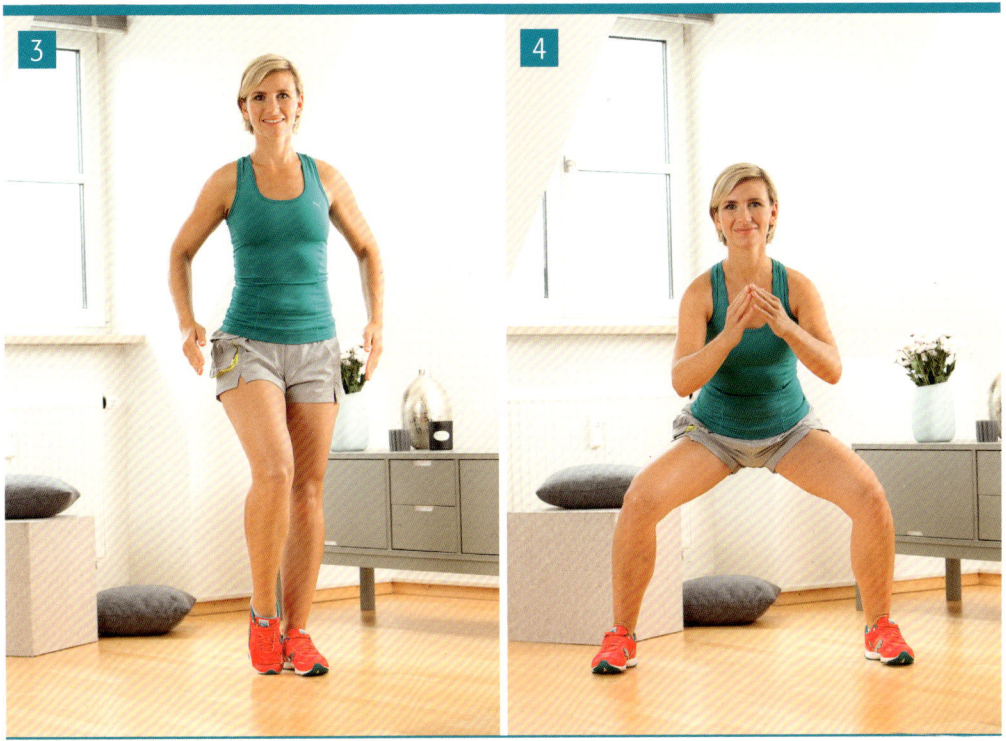

Beinkick

5 Beine deutlich weiter als schulterbreit grätschen und dabei die Zehenspitzen und Knie leicht nach außen drehen. Knie beugen und Gewicht nach links verlagern.

6 Die Knie weiterhin auf Abstand halten und das rechte Bein beugen, die rechte Ferse zum Po ziehen. Gleichzeitig die Arme wieder locker, aber dynamisch nach vorne schieben und bei der Beugung des Beins die Arme neben den Körper ziehen. Machen Sie die Bewegung dann zur anderen Seite. Insgesamt für 2 Minuten im Wechsel durchführen.

Flankenstretch

7 Beine deutlich weiter als schulterbreit grätschen und die Zehenspitzen und Knie leicht nach außen drehen. Die Knie abwechselnd beugen. Bauch und Beckenboden leicht anspannen. Machen Sie das eine Minute lang ohne die im Folgenden beschriebene Armbewegung, bevor Sie diese hinzunehmen.

Strecken Sie dann den linken Arm nach links auf Schulterhöhe aus, wenn Sie das linke Knie beugen. Wenn Sie daraufhin wieder das rechte Knie beugen, beugen Sie den Oberkörper mit

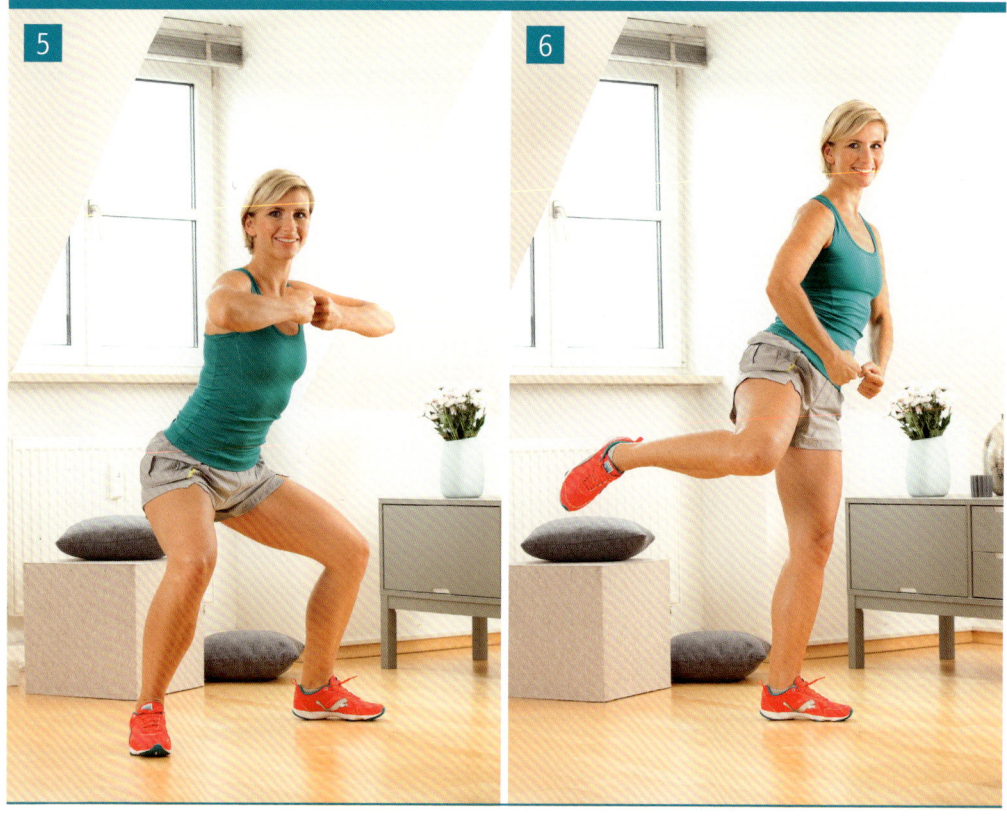

gestrecktem Rücken nach vorne und berühren Sie mit den Fingerspitzen der linken Hand leicht den Boden vor dem rechten Fuß. Machen Sie das 30 Sekunden, dann Seite wechseln.

8 Fügen Sie eine weitere Armbewegung hinzu: Führen Sie die Bewegung mit dem Arm, wie zuvor beschrieben, wieder mit dem linken Arm aus. Wenn Sie nun das linke Knie beugen, ziehen Sie den rechten Arm seitlich über den Kopf nach links und beugen Sie den Oberkörper leicht nach links. Machen Sie diese Bewegung auch wieder für etwa 30 Sekunden und wechseln Sie dann wieder die Seiten.

TIPP Achten Sie bei dieser Bewegung darauf, dass die erste Armbewegung koordinativ vollkommen beherrscht wird, bevor Sie mit der doppelten Armbewegung fortfahren. Lassen Sie sich beim ersten Mal Zeit und wiederholen Sie lieber die erste Armbewegung noch mal, falls Ihnen die zweite Variante zu schwierig erscheint. Die zuvor beschriebene Armbewegung weiterhin beibehalten. Wenn Sie beim Üben Musik hören mit einem langsamen Rhythmus (bspw. 120 bpm), erleichtert Ihnen das die Koordination der Bewegungen.

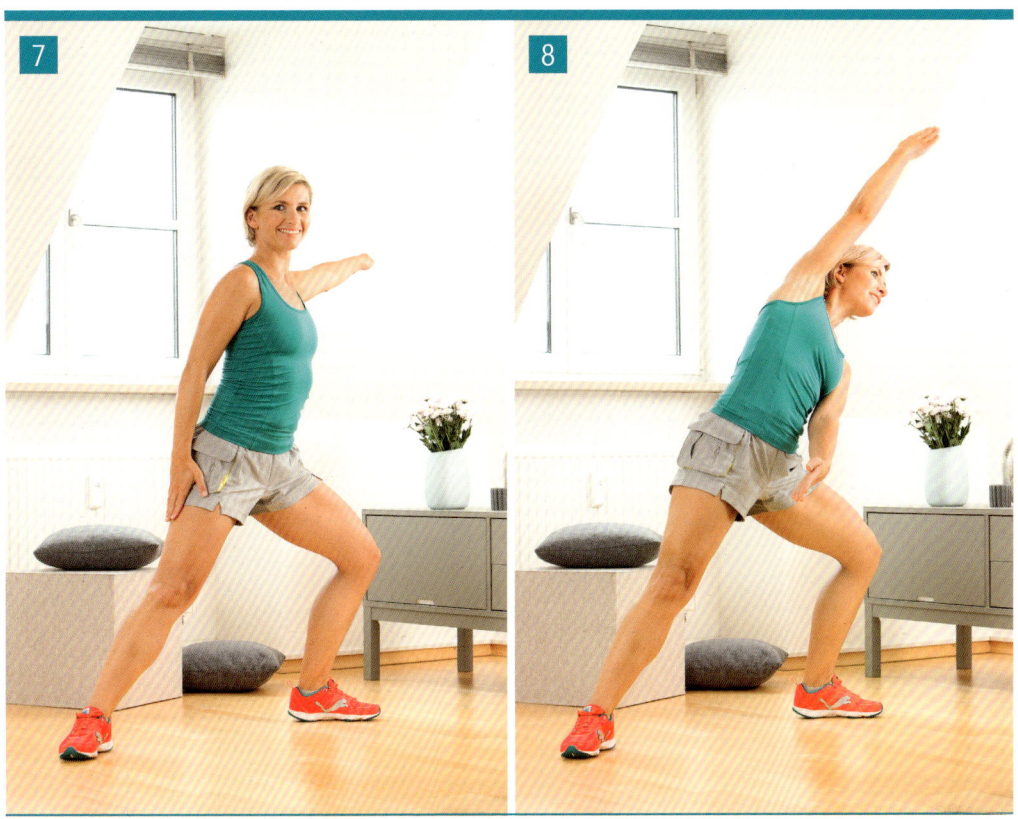

Rückenmobilisation

Bleiben Sie in einer weiten Grätsche stehen und beugen Sie die Knie. Halten Sie den Rücken zunächst aufrecht, also das Becken parallel zum Boden, die Schultern ebenfalls. Die Wirbelsäule folgt ihrer natürlichen Kurvenform und der Kopf sitzt obenauf, wie eine Krone. Die Schultern entspannt halten und die Arme locker hängen lassen, den Nacken entspannen.

9 Dann den Rücken gerade nach vorne beugen und die Hände auf den Oberschenkeln abstützen. Die Fingerspitzen zeigen dabei nach außen, die Daumen nach innen, um den Nacken nicht unnötig zu verkrampfen. Beginnen Sie nun vom Steißbein her den Rücken zu runden: zunächst das Becken aufkippen, dann die Lendenwirbelsäule, den mittleren Rücken, die

Brustwirbelsäule und ganz zum Schluss die Halswirbelsäule runden und den Kopf sanft zur Brust ziehen.

10 Rollen Sie sich ebenso langsam wie kontrolliert vom Steißbein her beginnend wieder zurück, bis der Rücken gestreckt ist, und wiederholen Sie die Bewegung drei- bis viermal. Richten Sie sich dann mit gestrecktem Rücken auf, bis der Oberkörper wieder komplett aufgerichtet ist. Runden Sie dann nur die Brustwirbelsäule und ziehen Sie gleichzeitig die Arme nach vorne.

11 Ziehen Sie dann die Arme gebeugt nach hinten, machen Sie eine leichte Rückbeuge und nehmen Sie den Kopf leicht in den Nacken. Achten Sie darauf, die Schultern tief zu halten.

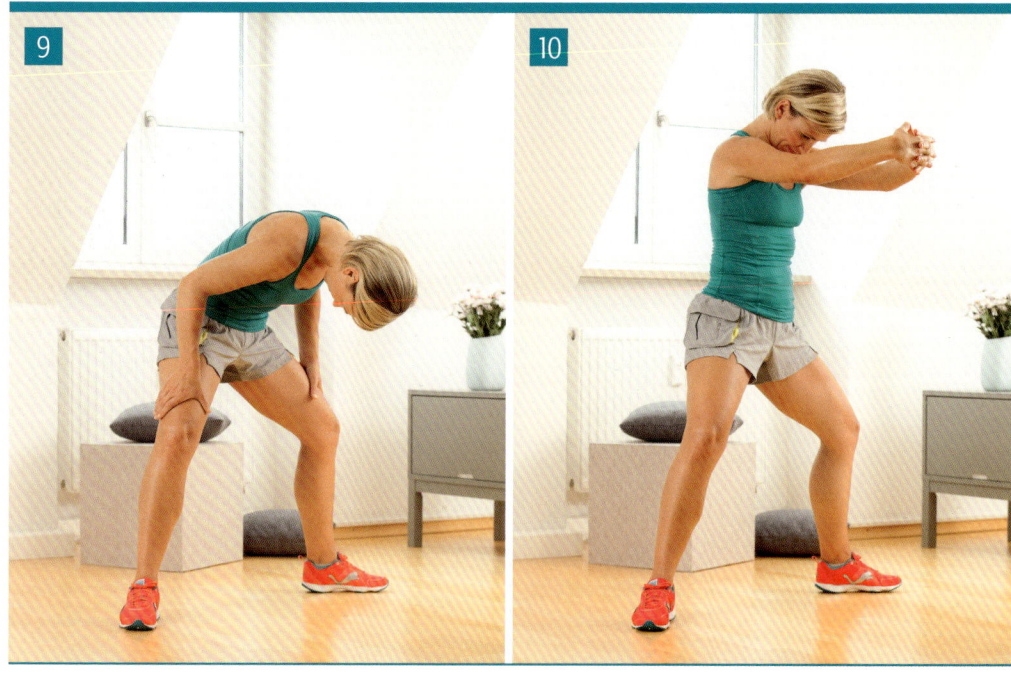

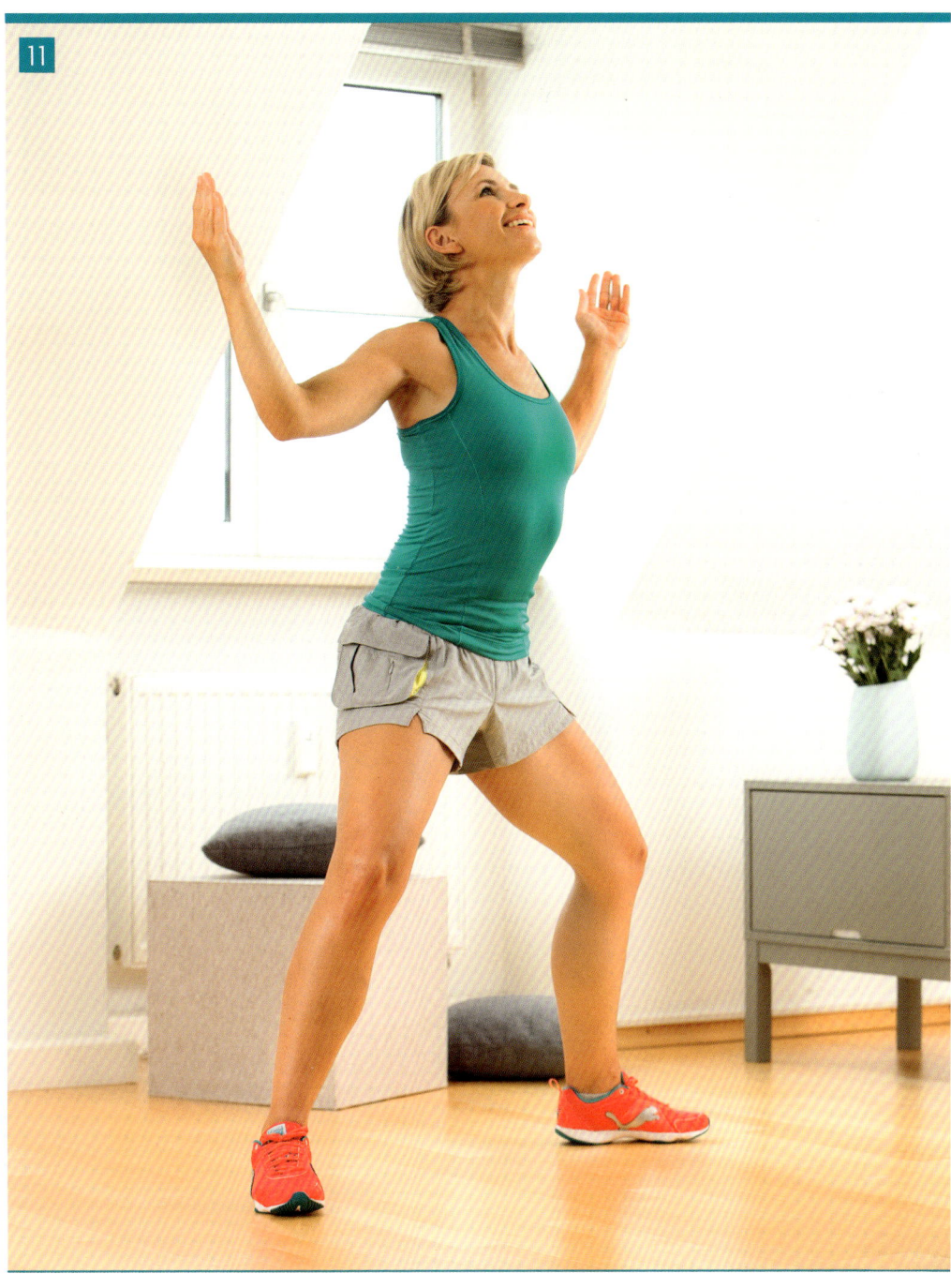

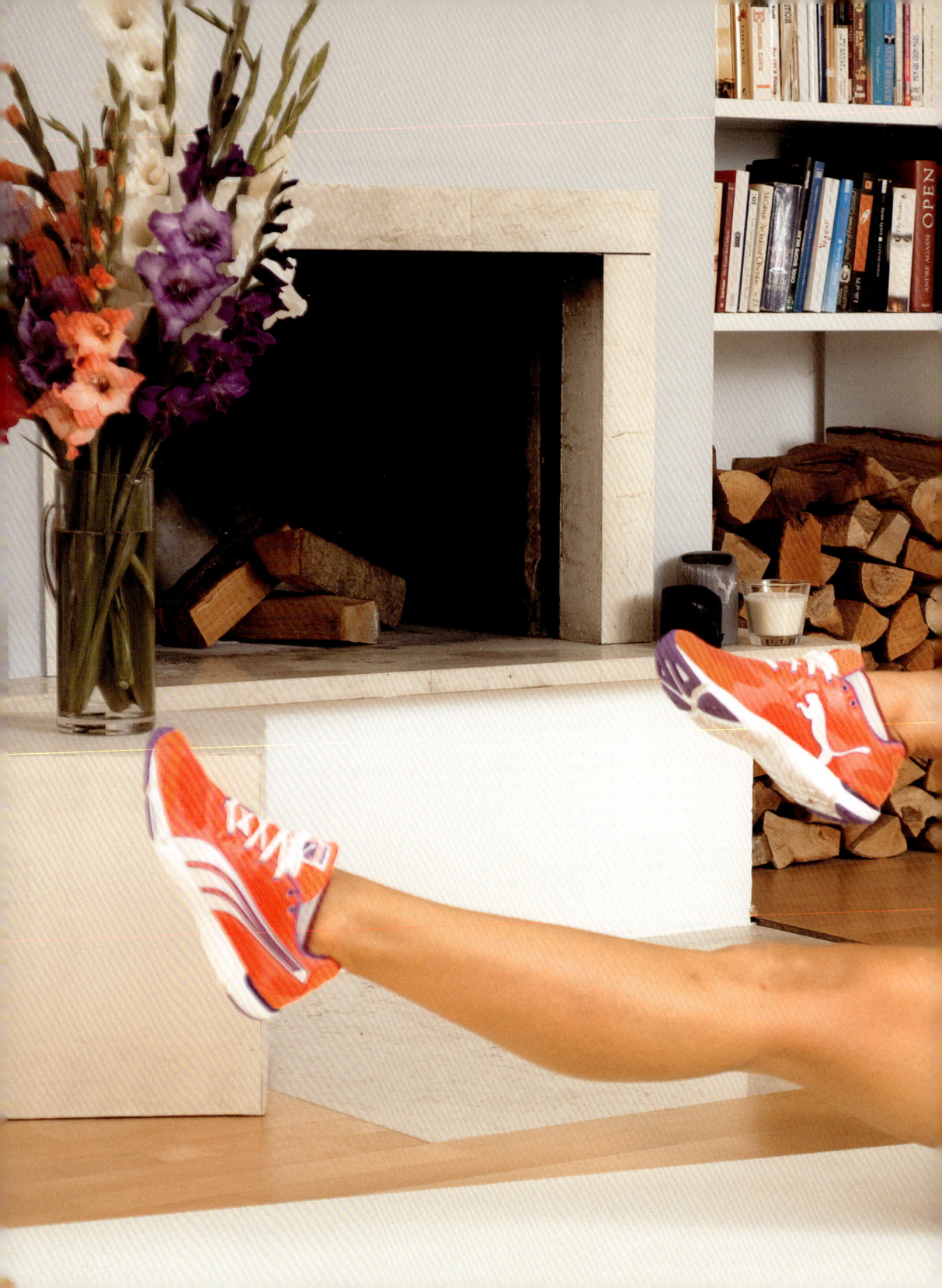

Woche 1:
Fatburning light

Bringen Sie die Fettverbrennung auf Trab! Sanftes Cardiotraining und Core-Übungen schaffen in der ersten Woche
die nötigen Grundlagen und sorgen für den Aufbau der
inneren Muskelschichten.

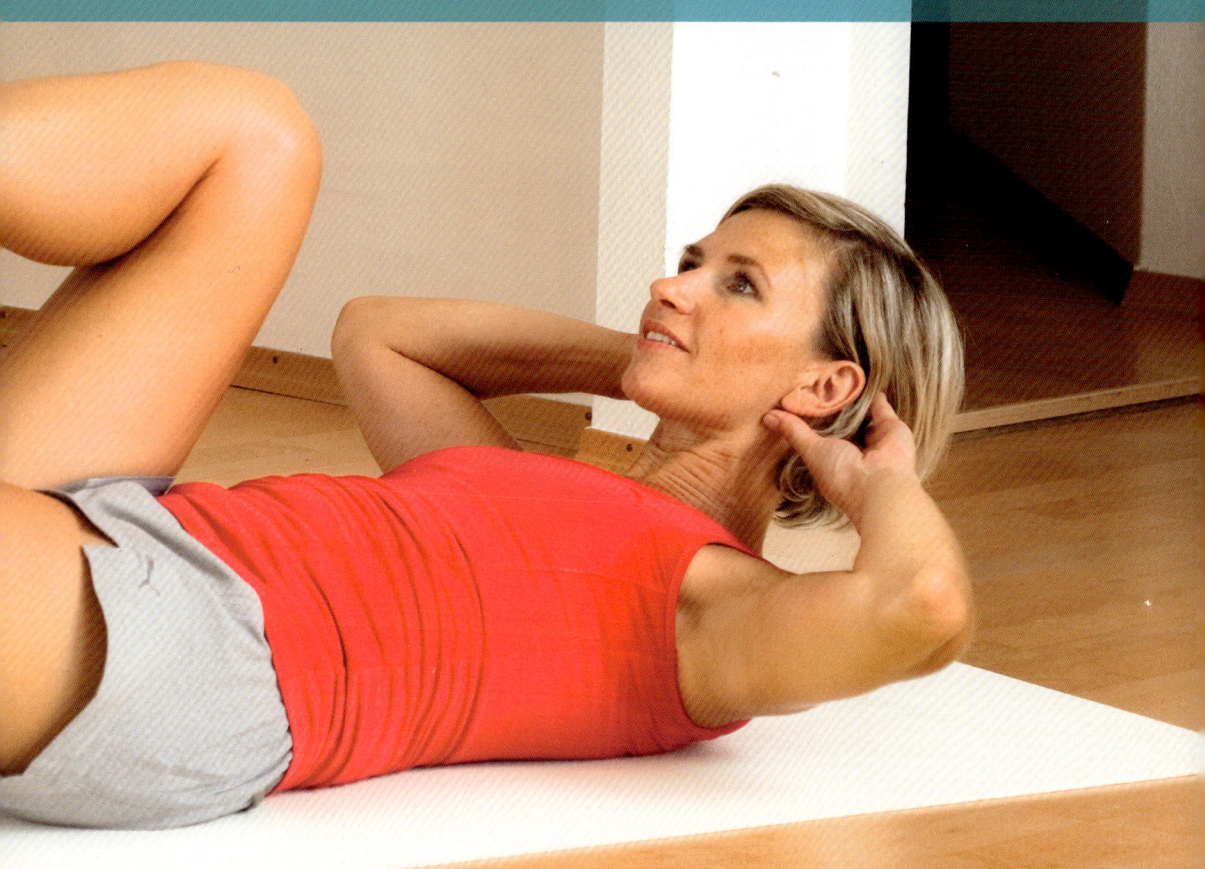

Powerstep

1 Stellen Sie sich aufrecht hin. Die Füße zunächst geschlossen halten, die Knie leicht beugen. Das Gewicht ruht gleichmäßig auf den Fersen und dem Vorfuß. Halten Sie das Becken aufgerichtet und den Oberkörper in einer neutralen, aufrechten Position. Den Blick nach vorne richten, die Arme leicht angewinkelt eng neben dem Körper halten. Ziehen Sie die Ellbogen am Körper leicht nach hinten. Setzen Sie dann den rechten Fuß weit nach hinten, dabei aber nur mit dem Fußballen auf den Boden tippen und nur etwa 30 Prozent des Körpergewichts verlagern. Den Oberkörper dazu leicht nach vorne neigen und die Arme nach vorne bis auf Schulterhöhe ausstrecken. Achten Sie auf einen festen Bauch und eine gute Körperspannung. Den Fuß ohne Unterbrechung sofort wieder nach vorne neben den linken Fuß setzen und dann die Bewegung dynamisch mit dem linken Fuß wiederholen. Machen Sie die Bewegung 2 Minuten in zügigem Tempo.

2 Variieren Sie dann die Bewegung: Statt nach hinten setzen Sie den rechten Fuß zur rechten Seite und drehen das Becken leicht nach links; diesmal nur den rechten Arm zuerst nach vorne und dann nach links ziehen. Achten Sie auf

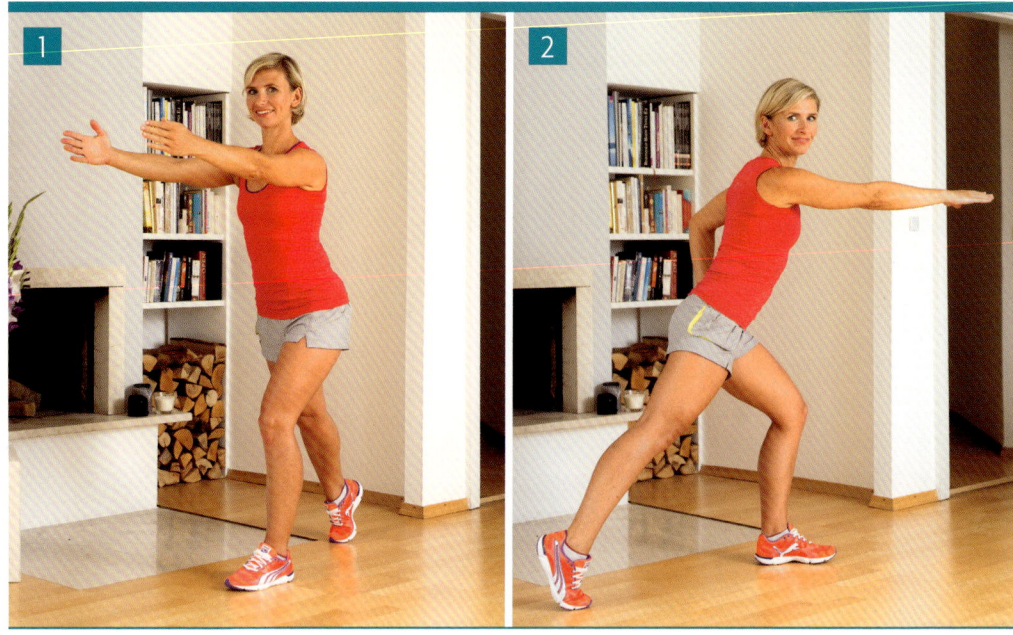

eine dynamische, kraftvolle Ausführung der Bewegung und spannen Sie auch die Arme bewusst an, um die Muskulatur gut zu fordern. Auch hier den rechten Fuß ohne Unterbrechung im dynamischen Bewegungsfluss wieder neben den linken setzen und die Bewegung mit links wiederholen. Machen Sie auch diese Variante wieder 2 Minuten lang.

Effekt: Trainiert den Fettstoffwechsel, fordert vor allem die vorderen Oberschenkel, aber auch Waden und Arme.

Kniebeuge

Grätschen Sie die Beine deutlich weiter als schulterbreit. Drehen Sie Zehenspitzen und Knie leicht nach außen und beugen Sie die Knie leicht. Halten Sie den Oberkörper aufrecht und spannen Sie dazu Beckenboden und Bauchmuskeln an. Die Schultern nach hinten ziehen. Die Hände zunächst an der Taille abstützen und den Nacken bewusst locker lassen.
Spannen Sie nun Bauch und Beckenboden fester an und beugen Sie die Knie, bis die Oberschenkel parallel zum Boden sind. Den Oberkörper dabei leicht nach vorne neigen und den Po leicht nach hinten schieben, als ob Sie sich auf einen Stuhl absetzen wollten. Langsam wieder hochdrücken. 10 Wiederholungen.

3 Verändern Sie nun die Bewegung und wechseln Sie zu einer komplexeren Bewegungsfolge: Zunächst die Hände vor dem Körper aneinanderdrücken und die Schultern senken, um mehr Spannung im Oberkörper aufzubauen. Dann die Knie beugen, wie oben beschrieben, aber

den Oberkörper nicht mehr nach vorne neigen. In der tiefsten Position bleiben und den Oberkörper nach rechts drehen; dabei auch die Hüfte mitdrehen und die Knie tief gebeugt halten. Dann wieder langsam und kontrolliert zur Mitte drehen und wieder aufrichten. Wiederholen Sie die Abfolge 8 bis 10 Mal je Seite.

Effekt: Strafft die vorderen und hinteren Oberschenkel, trainiert die Core-Muskeln an der Taille.

TIPP Atmen Sie mit der Bewegung. Bei der entlastenden Bewegung, hier dem Beugen der Beine, einatmen. Mit der Belastung, hier dem Hochdrücken, ausatmen. So arbeiten Sie im Einklang mit der Muskelkontraktion.

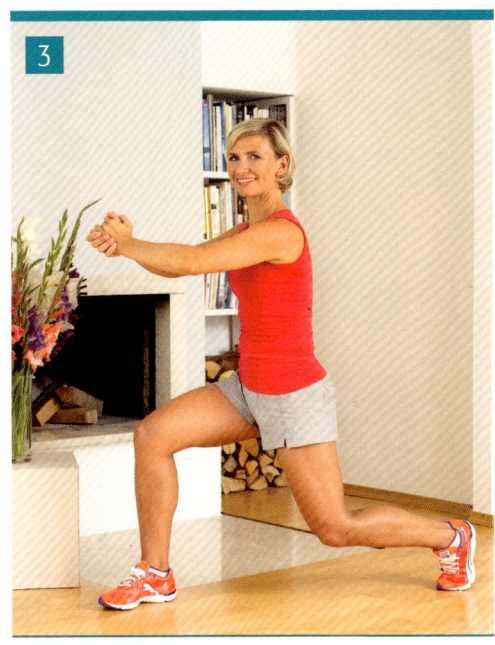

Seithop

4 Aufrecht hinstellen und die Beine geschlossen halten. Auf eine gute Grundspannung im Körper achten: Den Nabel nach innen und oben ziehen, die Schultern tief halten und den Rücken aufrichten. Dann die Arme vor dem Körper auf Brusthöhe verschränken. Mit einem kleinen Sprung zuerst nach rechts hüpfen, dabei die Beine geschlossen halten. Für den Absprung nicht federn, sondern aus der Körperspannung heraus Spannung aufbauen. Beim Landen mit beiden Zehenspitzen zugleich aufsetzen und die Knie zum Abfedern leicht beugen.

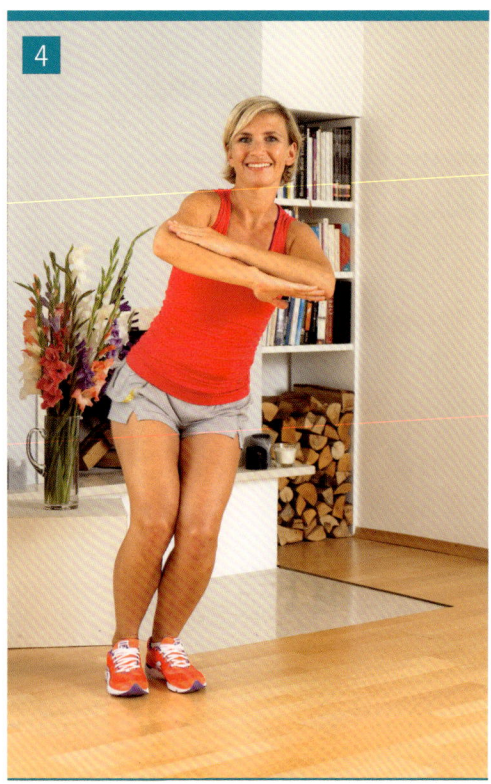

Die Knie ohne Unterbrechung des Bewegungsablaufes tiefer beugen und mit einem kraftvollen Sprung wieder nach oben abdrücken, dann deutlich weiter als bis zur mittigen Ausgangsposition nach links hüpfen. Führen Sie den Sprung in einem mäßigen Tempo durch, damit Sie zwei Minuten ohne Pause durchhalten können.

Effekt: Aktiviert den Stoffwechsel, formt Waden, Oberschenkel und Hüften.

TIPP Wenn es Ihnen zu Beginn schwerfällt, zwei Minuten am Stück zu hüpfen, fügen Sie kleine, federnde Zwischenbewegungen nach jedem Sprung ein. Zuerst dreimal federn, dann nur noch zweimal, dann einmal und schließlich ohne.

Ausfallschritt

Beginnen Sie im aufrechten Stand. Spannen Sie Bauch und Rücken leicht an und richten Sie die Wirbelsäule gut auf: dazu das Steißbein nach unten ziehen, den Beckenboden aktivieren und den Scheitelpunkt des Kopfes nach oben ziehen. Achten Sie darauf, dass die Füße in etwa einen hüftbreiten Abstand haben, um möglichst stabil zu stehen. Verteilen Sie das Gewicht gleichmäßig auf beide Füße. Nehmen Sie die Hände an die Taille. Machen Sie dann mit dem rechten Bein einen großen Ausfallschritt nach hinten. Halten Sie den Oberkörper mittig und aufrecht und achten Sie darauf, beide Hüftseiten parallel nach vorne auszurichten. Heben Sie dazu die rechte Ferse an und spannen Sie den Bauch und Beckenboden etwas mehr an.

5 Beugen Sie dann in gleichmäßigem Tempo beide Knie, bis das rechte Knie sich knapp über dem Boden befindet. Achten Sie darauf, den Oberkörper während der kompletten Bewegung mittig zu halten. Drücken Sie sich dann ebenso gleichmäßig wieder nach oben, aber strecken Sie die Knie nicht komplett durch.
Wiederholen Sie die Bewegung 8 Mal, bevor Sie mit dem nächsten Schritt fortfahren. Sollten Ihnen diese 8 Wiederholungen nicht besonders schwerfallen und der Bewegungsablauf insge-

samt sicher möglich sein, versuchen Sie sich an der folgenden Bewegung:

6 Führen Sie die Kniebeuge bis zum tiefsten Punkt durch, an dem sich das rechte Knie knapp über dem Boden befindet. Fixieren Sie dann Ihre Hüften und drehen Sie den Oberkörper aus der Taille heraus nach links, so weit es geht. Ziehen Sie zur Unterstützung der Bewegung auch den linken Arm nach links. Drehen Sie dann den Oberkörper wieder zurück zur Mitte und ziehen Sie auch den Arm wieder nach vorne. Wiederholen Sie den Bewegungsablauf 8 Mal. Führen Sie im Anschluss nochmals 8 normale Kniebeugen ohne Drehbewegung des Oberkörpers durch.

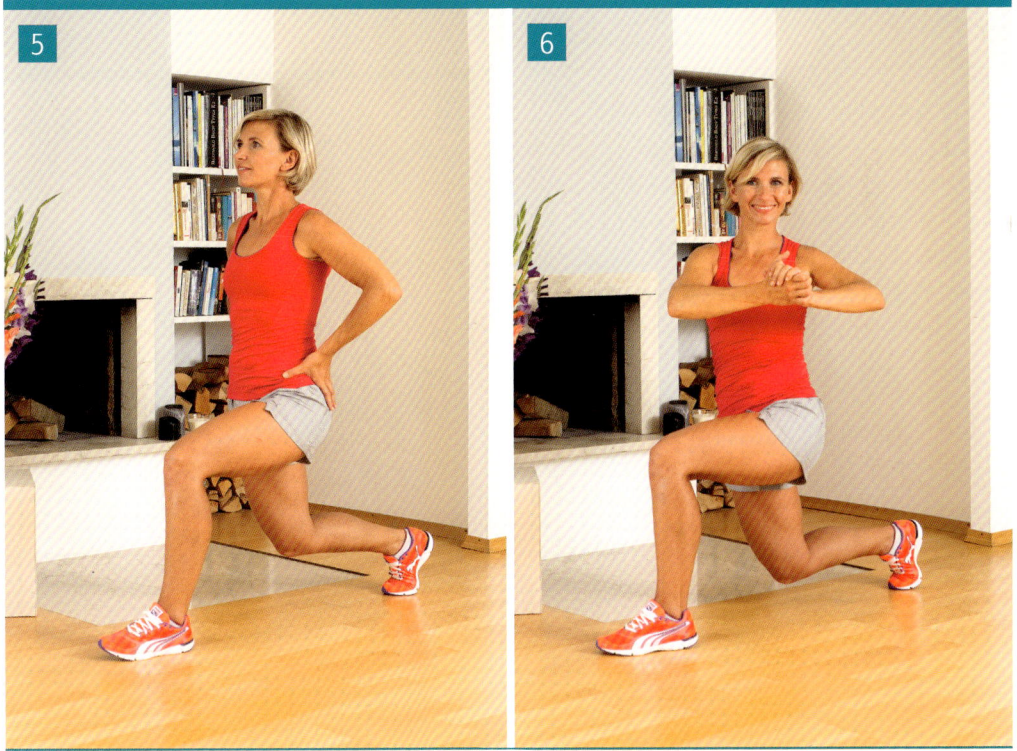

Fahren Sie dann mit der folgenden Fatburner-Version fort: Lehnen Sie den Oberkörper leicht nach vorne. Winkeln Sie beide Arme an und ziehen Sie den linken Arm gebeugt nach vorne, den rechten Arm gebeugt nach hinten. Mit einem kleinen Sprung wechseln Sie dann die Seiten, sodass das linke Bein und der rechte Arm vorne, das rechte Bein und der linke Arm hinten sind.

Führen Sie diese Sprungbewegung ohne Pause für eine Minute durch und wechseln Sie dann die Seite.

Effekt: Stärkt die tief liegenden Schichten der Bauch- und Rückenmuskulatur, die Bein- und Hüftmuskulatur, schult die Balance. Die Sprungvariante pusht den Fettstoffwechsel.

Hände zu Fäusten: Rollen Sie dazu zuerst die Finger ein und legen Sie dann den Daumen wie einen Riegel vor die Finger. Halten Sie die Handgelenke gerade. Nehmen Sie die Fäuste nach rechts und halten Sie sie über Schulterhöhe, den Blick ebenfalls nach rechts richten. Beginnen Sie dann zuerst, mit den Füßen kleine Boxjumps nach rechts und links auszuführen, und landen Sie immer mit beiden Füßen kurz nacheinander.

7 Wenn Ihnen die Sprünge vertraut sind, nehmen Sie die erste Schlagbewegung, den Jab, mit hinzu: Schlagen Sie bei jedem Sprung nach rechts mit der rechten Hand auf Schulterhöhe nach rechts. Achten Sie darauf, das Handgelenk gerade zu halten und die komplette Power in den Schlag zu stecken. Ziehen Sie die Faust zu-

TIPP Benutzen Sie bei der Sprungvariante Ihre Arme ganz bewusst! Je mehr Körperpartien bei der Bewegung angespannt werden, desto stärker wird der Fatburner-Effekt und desto mehr Kalorien verheizen Sie hier. Während der gesamten Übung werden rund 80 kcal verbraucht.

Punches

Grätschen Sie die Beine deutlich weiter als schulterbreit. Drehen Sie die Knie und die Zehenspitzen diagonal nach außen und beugen Sie die Knie leicht. Halten Sie den Oberkörper mittig und spannen Sie Bauch, Beckenboden und Rücken leicht an. Der Oberkörper sollte eine gute Grundspannung aufweisen. Ballen Sie dann Ihre

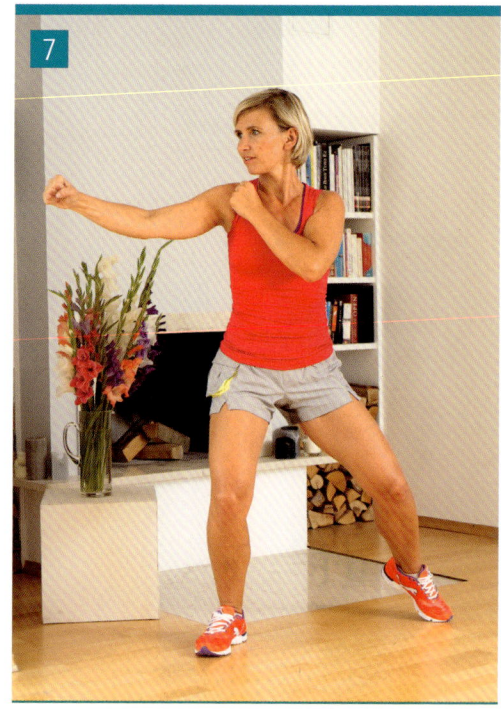

rück, bevor Sie den Ellbogen komplett durchstrecken; das schont die Gelenke. Atmen Sie bei der Schlagbewegung aus. So stellen Sie sicher, dass Sie den Bauch aktivieren, und unterstützen die Anspannung der Muskulatur. Führen Sie diese Bewegung etwa 30 Mal durch, bevor Sie mit dem nächsten Schlag fortfahren.

8 Fahren Sie mit dem Backjab fort. Unterbrechen Sie dazu die Sprungbewegung und bleiben Sie in einer breiten Grätsche stehen. Knie und Zehenspitzen zeigen diagonal nach außen, die Knie sind gebeugt. Führen Sie dann mit der linken Faust einen Schlag nach rechts aus und drehen Sie dabei Hüften und linke Ferse unbedingt mit. Führen Sie diesen Schlag ebenfalls etwa 30 Mal durch.

9 Dann mit dem nächsten Schlag fortfahren, einem Uppercut. Dazu ebenfalls in der Grätsche beginnen, Knie tief beugen. Dann mit der linken Faust einen Schlag nach rechts, aber dieses Mal von unten nach oben, bis unter Kinnhöhe, durchführen. Gleichzeitig aus den Knien leicht nach oben drücken. Achten Sie darauf, dass Sie gleichzeitig die linke Ferse wieder anheben und die Hüfte bewusst mitdrehen; die Armbewegung sollte kurz und kraftvoll ausfallen. Wiederholen Sie auch diesen Schlag etwa 30 Mal, bevor Sie sich noch etwa eine Minute mit Boxjumps lockern und dann ohne Pause die Seite wechseln.

Effekt: Modelliert Schultern und Arme, regt den Stoffwechsel intensiv an, trainiert die Beine.

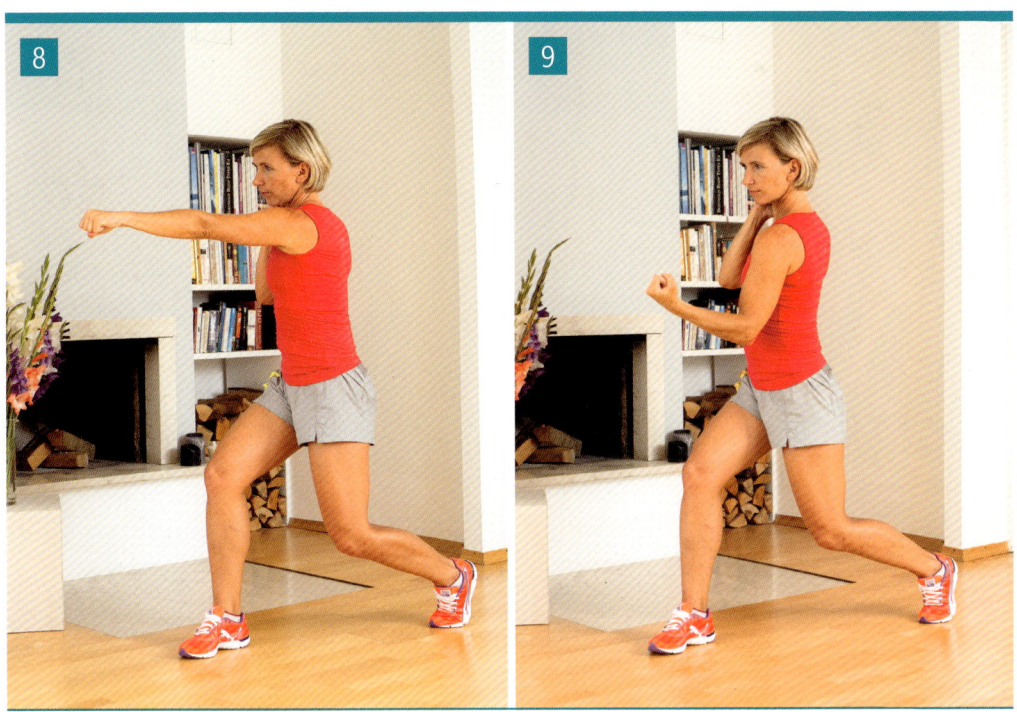

Powerjumps

10 Halten Sie die Füße hüftweit geöffnet. Fußspitzen und Knie zeigen nach vorne. Die Schultern nach hinten und unten ziehen, den Kopf in Verlängerung der Wirbelsäule halten. Die Knie leicht gebeugt halten, den Beckenboden, Bauch und Rücken leicht anspannen. Oberkörper aufrecht halten und die Arme anwinkeln. Dann die Knie tief beugen. Dabei den Oberkörper nach vorne neigen und das Gewicht tendenziell auf die Fersen verlagern; die Knie senkrecht über dem Mittelfuß ausrichten

und die Oberschenkel, wenn möglich, parallel zum Boden halten.

Mit wenig Schwung in einer locker federnden Bewegung etwas nach oben drücken, die Knie aber nicht strecken. Dann die Knie wieder tiefer beugen, insgesamt 3 Mal.

11 Beim vierten Mal noch etwas tiefer in die Knie gehen, dann mit Kraft hochdrücken für einen Sprung. Dabei die Knie hochziehen und die Arme nach unten neben den Körper ziehen.

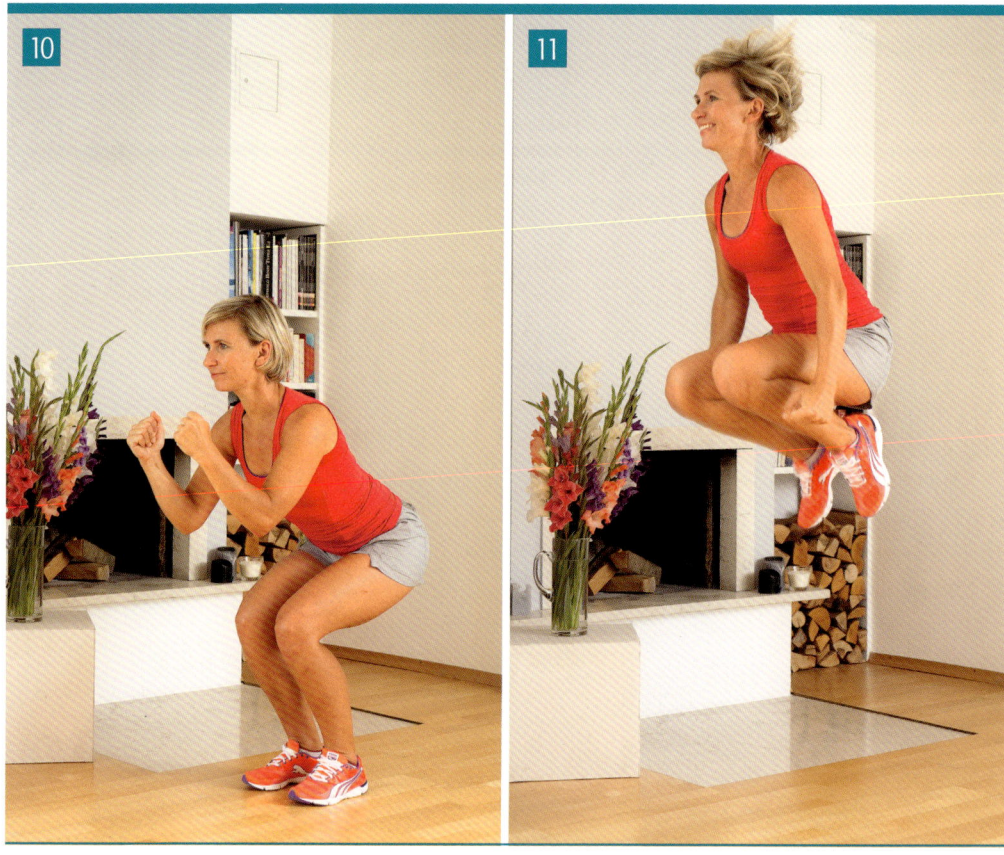

Effekt: Trainiert vor allem Oberschenkel und Po, aber auch die Waden. Regt die Fettverbrennung an.

TIPP
Wenn es Ihnen nicht sofort gelingt, die Knie beim Sprung hochzuziehen, versuchen Sie es zunächst mit einem Sprung mit gestreckten Beinen. Versuchen Sie aber immer wieder, die Knie anzuziehen; nur so bekommen Sie die nötige Übung für den Jump.

Beinschwebe

Stehen Sie zunächst aufrecht, die Füße geschlossen halten. Auf eine gute Grundspannung im Körper achten und den Rücken aufrichten. Legen Sie die Handflächen vor der Brust locker aneinander und verlagern Sie dann das Gewicht nach links. Linkes Knie und linke Zehenspitzen sollten leicht nach außen zeigen. Das linke Knie gebeugt halten und das rechte Bein zur Seite abspreizen. Achten Sie darauf, dass die rechten Zehenspitzen nach vorne zeigen und die Hüften parallel bleiben.

Dann den Bauch und den Beckenboden fester anspannen. Jetzt das rechte Bein so weit anheben, wie es ohne Aufdrehen der Hüfte möglich ist.

12 Das Bein langsam wieder senken, aber nicht mehr abstellen. Wiederholen Sie die Bewegung 10 Mal. Dann das Bein angehoben halten und beide Arme zu den Seiten ausstrecken.

Jetzt das linke Bein durchstrecken, den Oberkörper langsam zur Seite neigen und das rechte Bein weiter anheben, bis sich Oberkörper und Bein fast parallel zum Boden befinden. Rechten Arm gestreckt über dem rechten Bein halten.

Halten Sie die Position 20 Sekunden, dann langsam lösen und die Seite wechseln. Die Übung auf der anderen Seite wiederholen.

Effekt: Formt die Außenseiten der Oberschenkel und den mittleren Anteil der Po-Muskulatur, verbessert die Balance.

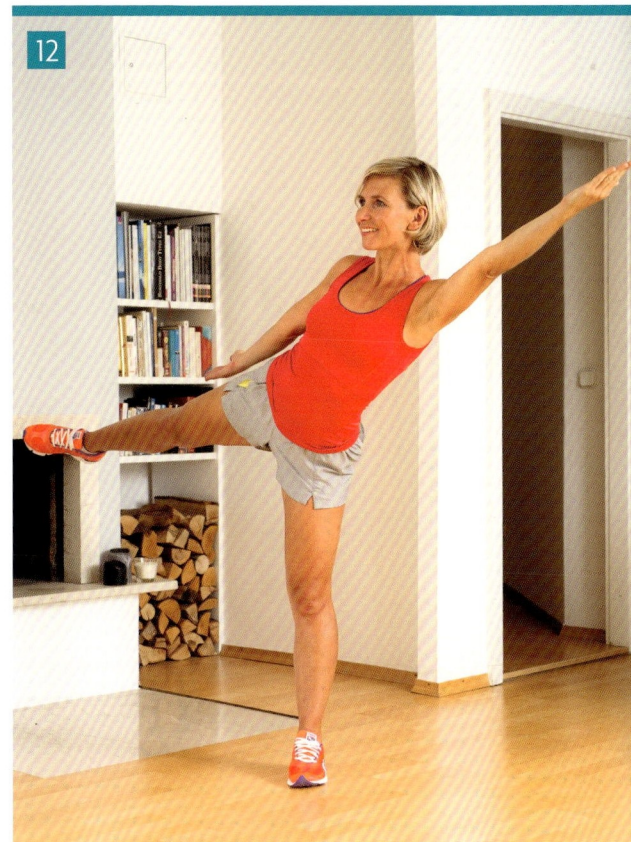

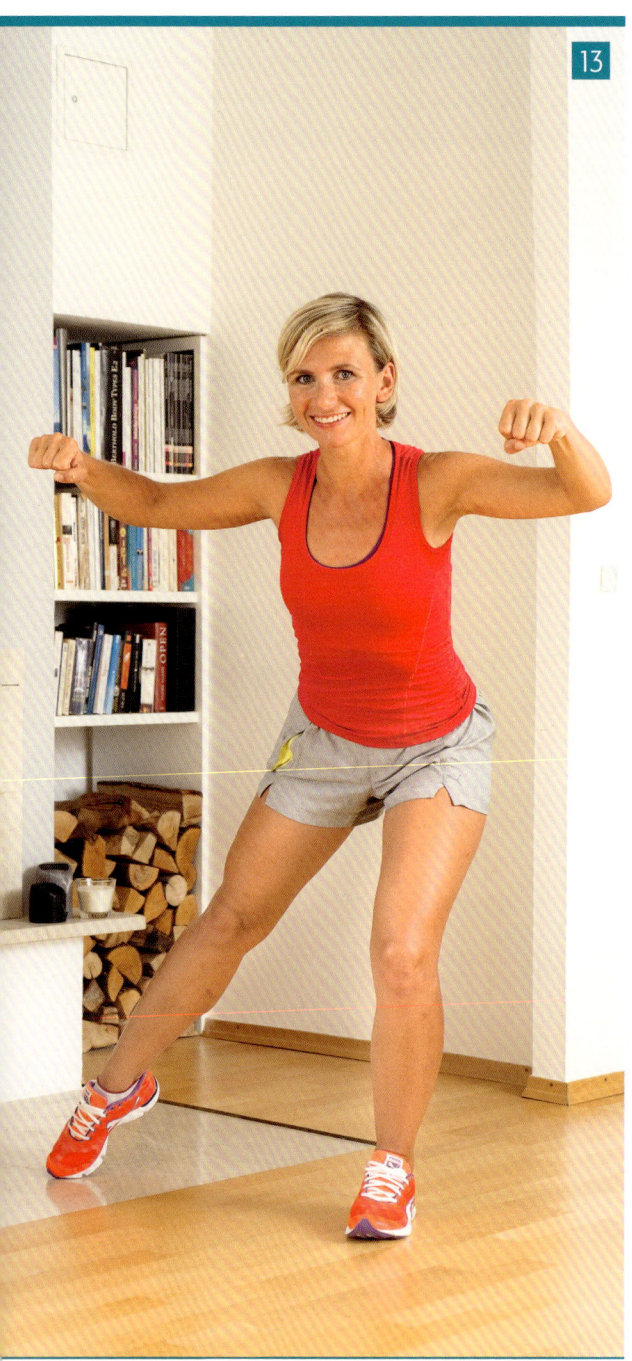

13

Sidetap

Aufrecht hinstellen und die Beine zunächst geschlossen halten. Auf eine gerade, aufrechte Haltung achten und den Beckenboden bewusst anspannen. Beide Zehenspitzen und die Knie zeigen dabei gerade nach vorne. Schultern nach hinten und unten ziehen, den Nacken bewusst entspannen. Beide Knie beugen und die Arme vor der Brust kreuzen, die Hände dabei zu Fäusten ballen. Den Oberkörper leicht nach vorne neigen und das Gewicht nach links verlagern.

13 Den rechten Fuß nach rechts abspreizen, bis nur noch die Zehenspitzen den Boden berühren. Gleichzeitig die gebeugten Arme bis auf Schulterhöhe anheben; der Winkel zwischen Ober- und Unterarmen beträgt etwa 90 Grad.

Dann den rechten Fuß wieder neben den linken stellen, das Gewicht auf das rechte Bein verlagern und die Bewegung ohne Unterbrechung und in zügigem Tempo nach links wiederholen.

Führen Sie die Bewegung etwa zwei Minuten lang im Wechsel durch. Anschließend für eine Minute die Bewegung nur mit dem rechten Bein durchführen, dann zwei Minuten lang im Wechsel. Schließlich eine Minute lang nur mit links wiederholen. Führen Sie dies insgesamt 2 Mal durch: einmal etwas langsamer, beim zweiten Mal in einem deutlich höheren Tempo.

Effekt: Formt die Oberschenkel, kräftigt den Po, verbessert den Stoffwechsel.

Seilspringen

14 Stellen Sie sich aufrecht hin und entspannen Sie die Schultern. Den Rücken aufrichten und die Arme locker neben dem Körper halten. Die Arme anwinkeln und Hände zu lockeren Fäusten ballen. Ellbogen neben dem Körper halten und Handgelenke etwas höher als beim Seilspringen. Mit beiden Beinen zu kleinen, lockeren Sprüngen hochdrücken und gleichzeitig mit den Händen Seilschwünge nachahmen. Wenn Sie ein Springseil besitzen, können Sie dieses natürlich gerne verwenden.

Machen Sie das für zwei Minuten, dann zum einbeinigen Wechselschritt übergehen: Drücken Sie sich dabei für zwei Hopser nur noch mit einem Bein hoch und machen Sie mit dem anderen Unterschenkel einen lockeren Kick nach vorne.

Führen Sie diese einbeinige Bewegung im Wechsel mit dem anderen Bein für etwa zwei Minuten durch. Kehren Sie dann wieder für zwei Minuten zum beidbeinigen Sprung zurück. Wiederholen Sie den Ablauf ein zweites Mal.

Effekt: Strafft und formt die Beine, regt die Fettverbrennung intensiv an.

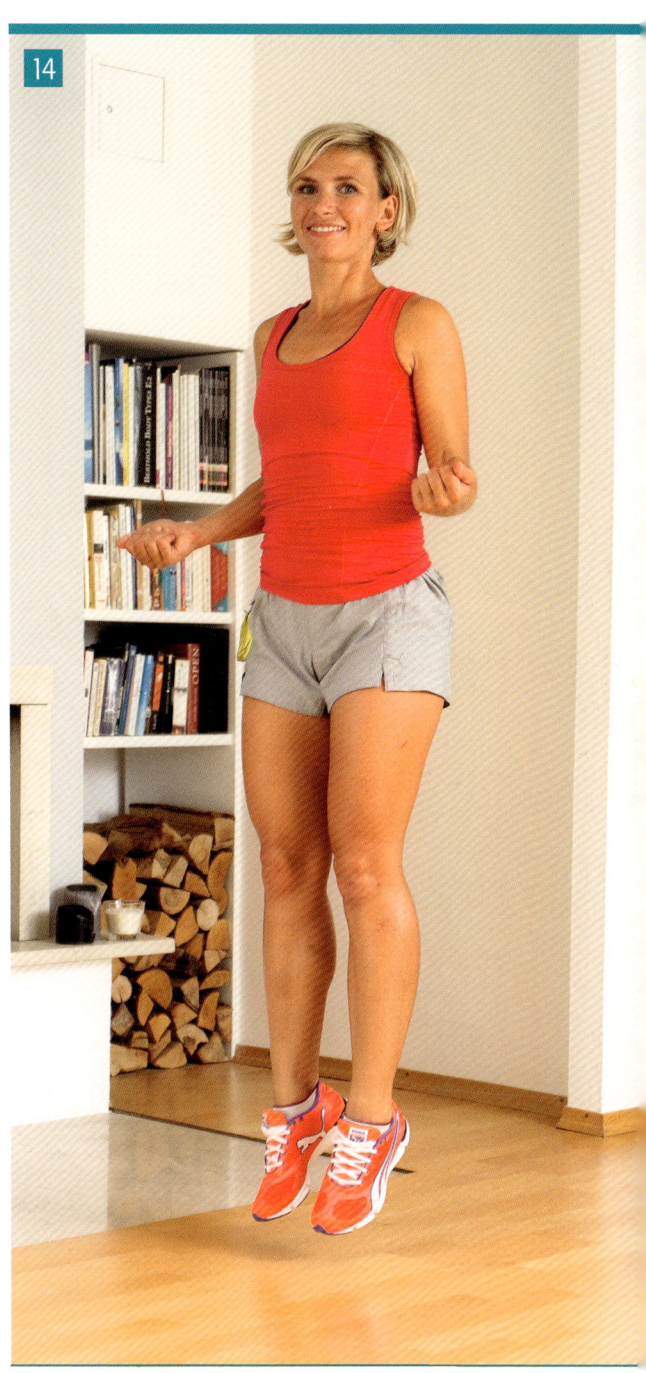

TIPP Wählen Sie ein Tempo, das Sie gut durchhalten können; es ist günstiger für den Stoffwechsel, wenn Sie im Laufe des Übens sicherer werden und an Tempo zulegen, als umgekehrt.

Enge Kniebeuge

Stellen Sie die Füße etwa hüftweit auseinander auf. Die Knie und die Zehenspitzen zeigen nach vorne. Den Oberkörper aufrichten und eine leichte Körperspannung aufbauen: den Bauch und den Rücken aktivieren, Schultern nach hinten und unten ziehen. Die Hände an die Taille legen oder Hände locker vor dem Körper aneinanderdrücken.

15 Die Knie tief beugen, bis die Oberschenkel fast parallel zum Boden sind, und den Oberkörper gleichzeitig leicht nach vorne neigen. Achten Sie darauf, dass das Gewicht tendenziell eher auf den Fersen lastet.

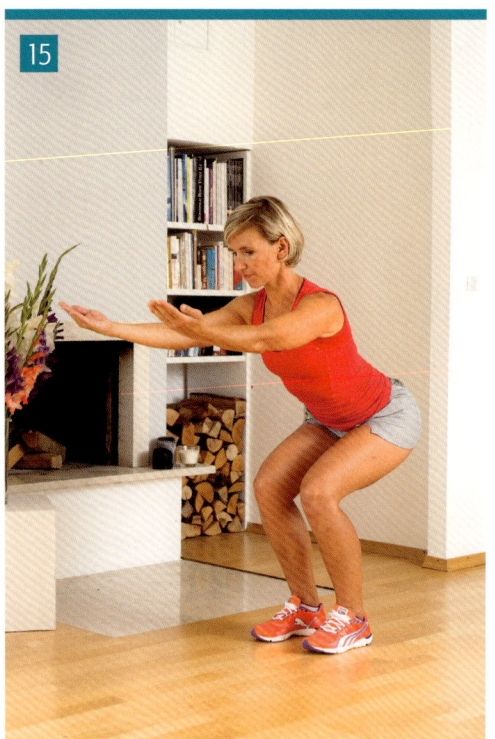

Dann langsam aus der Kraft von Oberschenkeln und Po wieder hochdrücken, aber die Knie nicht ganz durchstrecken. Insgesamt 20 Mal wiederholen. Dann das Gewicht nach links verlagern und die rechte Ferse anheben. Es sollte jetzt nur noch wenig Gewicht auf dem rechten Bein lasten. Dann wieder die Knie tief beugen.

Wieder hochdrücken, aber die Knie nicht ganz durchstrecken. Nach 15 Wiederholungen die Seite wechseln und nach der zweiten Seite noch mal 20 Wiederholungen mit beiden Beinen anschließen.

Effekt: Strafft die Oberschenkel, formt den Po.

TIPP Wenn Sie sehr geübt sind, können Sie die Übung mit angehobenem Fuß bei der einbeinigen Variante versuchen. Machen Sie dann aber nur zehn Wiederholungen.

Kneelift

16 Aufrecht stehen und beide Beine geschlossen halten. Die Knie und Zehenspitzen zeigen beide nach vorne. Ziehen Sie die Schultern nach hinten und unten und das Steißbein nach unten. Halten Sie die Arme nach oben gestreckt. Verlagern Sie dann das Gewicht nach rechts und heben Sie das linke Knie bis auf Hüfthöhe an. Beugen Sie gleichzeitig die Arme und winkeln Sie die Arme auf circa 90 Grad an. Stellen Sie den linken Fuß wieder ab und heben Sie das rechte

Knie an; Arme wieder beugen. Auch das rechte Bein wieder abstellen. Machen Sie die Bewegung für etwa zwei Minuten im lockeren Wechsel.

Verlagern Sie dann das Gewicht nach rechts, winkeln Sie nur das linke Bein an und stellen Sie den Fuß dann wieder ab. Machen Sie diese einseitige Bewegung auch für zwei Minuten und wiederholen Sie sie anschließend mit dem rechten Bein. Verlagern Sie dann wieder das Gewicht nach rechts und heben Sie das linke Knie bis auf Hüfthöhe an. Strecken Sie nun die Arme auf Schulterhöhe seitlich aus. Ziehen Sie die Arme mit Spannung nach oben, wenn Sie das Knie anheben.

17 Dann das linke Knie langsam zur Seite ziehen, ohne die Hüfte zu kippen.

Wiederholen Sie die Bewegung 10 Mal je Seite.

Effekt: Formt die vorderen Oberschenkel und den Po. Trainiert die Balance, regt die Fettverbrennung an.

TIPP Halten Sie die Hüften möglichst ruhig. Fixieren Sie mit den Augen einen festen Punkt auf Augenhöhe – das gibt Ihnen mehr Stabilität.

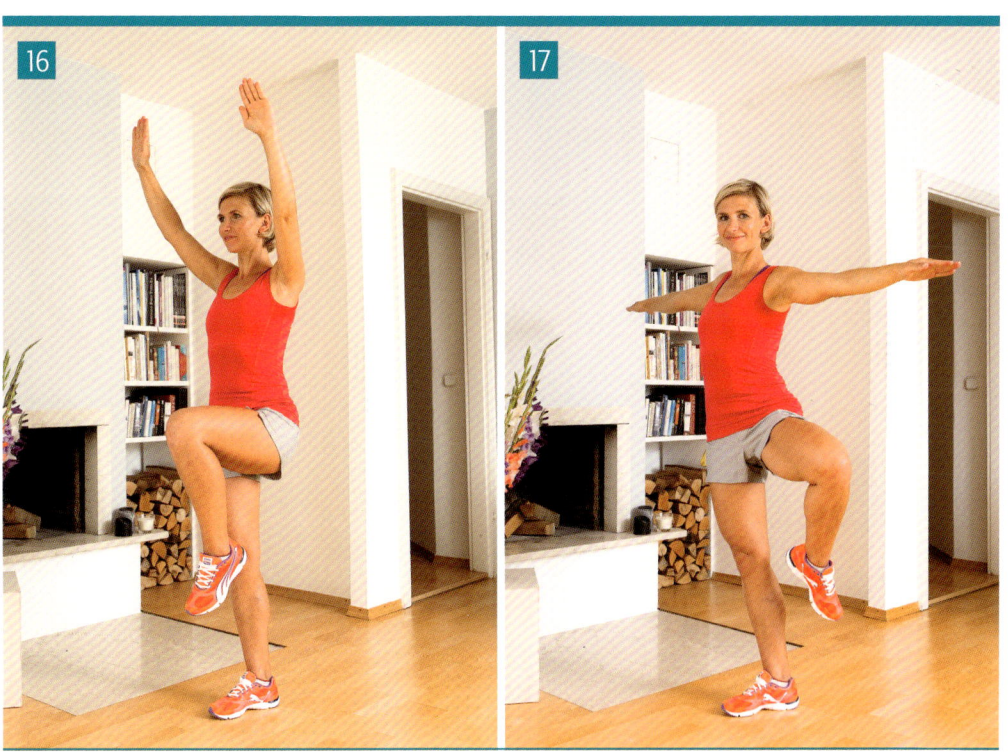

Kickpower

18 Stellen Sie sich gerade hin und halten Sie die Beine zunächst geschlossen. Spannen Sie Bauch, Rücken und Beckenboden leicht an und ballen Sie die Hände zu Fäusten. Halten Sie die Arme angewinkelt vor dem Körper, die Fäuste vor die Brust nehmen. Verlagern Sie dann das Gewicht auf das rechte Bein. Heben Sie das linke Bein bis auf Hüfthöhe an und führen Sie mit dem linken Fußballen einen schnellen, kraftvollen Kick nach vorne durch.

Stellen Sie dann den linken Fuß wieder neben den rechten und wiederholen Sie den Kick mit dem anderen Bein. Machen Sie das zwei Minuten lang im Wechsel.

19 Gehen Sie dann zum Back-Kick über: Verlagern Sie das Gewicht wieder auf das linke Bein und stützen Sie sich mit beiden Händen auf den linken Oberschenkel; den Oberkörper dazu leicht nach vorne neigen.

Effekt: Regt den Stoffwechsel intensiv an und formt besonders den Po, die Vorder- und Rückseiten der Oberschenkel.

Core-Kombination

20 Legen Sie sich auf den Rücken und winkeln Sie beide Beine an. Die Fersen auf den Boden stellen und die Zehenspitzen heranziehen. Den Beckenboden aktivieren und den Nabel nach innen und oben ziehen. Legen Sie die Handflächen an den Hinterkopf und ziehen Sie die Ellbogen so weit wie möglich nach außen. Den Nabel noch stärker nach innen und oben ziehen. Drücken Sie den Lendenwirbelbereich sanft in den Boden und bauen Sie Spannung im Bauch auf. Heben Sie dann Kopf und Schultern ein klei-

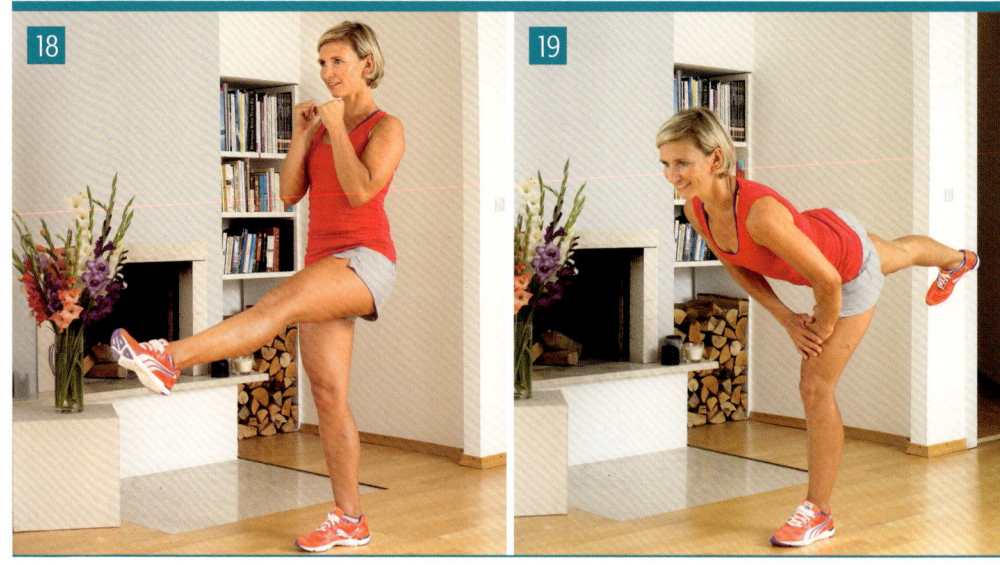

nes Stück vom Boden weg. Dann die Bauch- und Beckenbodenspannung weiter erhöhen und den Oberkörper anheben, so hoch es geht. Den Blick dabei diagonal nach vorne richten und darauf achten, den Nacken nicht zu verspannen; die Kraft sollte aus der Bauchmuskulatur und dem Becken kommen. Den Oberkörper wieder senken, aber nicht mehr komplett ablegen. Wiederholen Sie die Bewegung 15 Mal.

21 Legen Sie dann den Oberkörper kurz ab und strecken Sie die Arme hinter dem Kopf aus; verschränken Sie die Finger, legen Sie die Handballen aneinander und versuchen Sie, den Kopf auf die Oberarme zu legen. Lassen Sie Nacken- und Halsmuskulatur dabei möglichst entspannt. Spannen Sie dann Bauch und Beckenboden leicht an. Lösen Sie Kopf und Schultern wieder vom Boden. Erhöhen Sie die Spannung der Bauchmuskulatur. Dann den Oberkörper wieder anheben, so hoch es geht. Senken Sie den Oberkörper wieder ab, aber legen Sie ihn nicht vollständig auf dem Boden ab. 15 Wiederholungen.

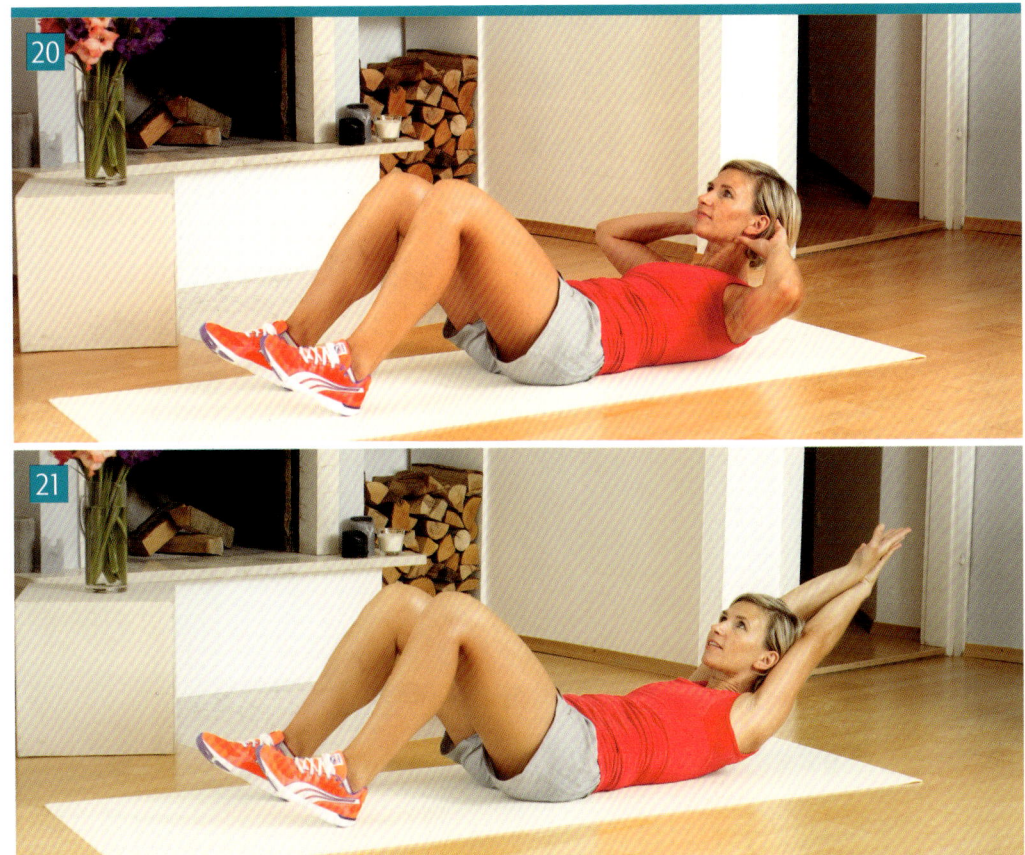

22 Anschließend den Oberkörper angehoben halten, die Hände an den Hinterkopf legen. Füße vom Boden lösen und die Knie über die Hüftgelenke bringen. Schienbeine parallel zum Boden halten. Jetzt die Beine abwechselnd ganz langsam und kontrolliert bis knapp über den Boden ausstrecken. Mit dem rechten Bein beginnen.

23 Nach 15 Wiederholungen je Seite den Oberkörper komplett ablegen und die Beine nach oben ausstrecken. Arme neben dem Oberkörper ablegen und die Fußsohlen parallel zur

Decke halten. Die Knie dürfen leicht gebeugt sein. Dann den Unterbauch anspannen und das Becken langsam und ohne Schwung anheben, so hoch es möglich ist. Das Becken wieder senken, aber die Spannung nicht vollkommen lösen. Nach 15 Wiederholungen das Becken ablegen und Knie heranziehen, entspannen.

Effekt: Trainiert die Bauchmuskeln intensiv, auch die tief liegenden Schichten und den unteren Bauchbereich. Kräftigt den Beckenboden.

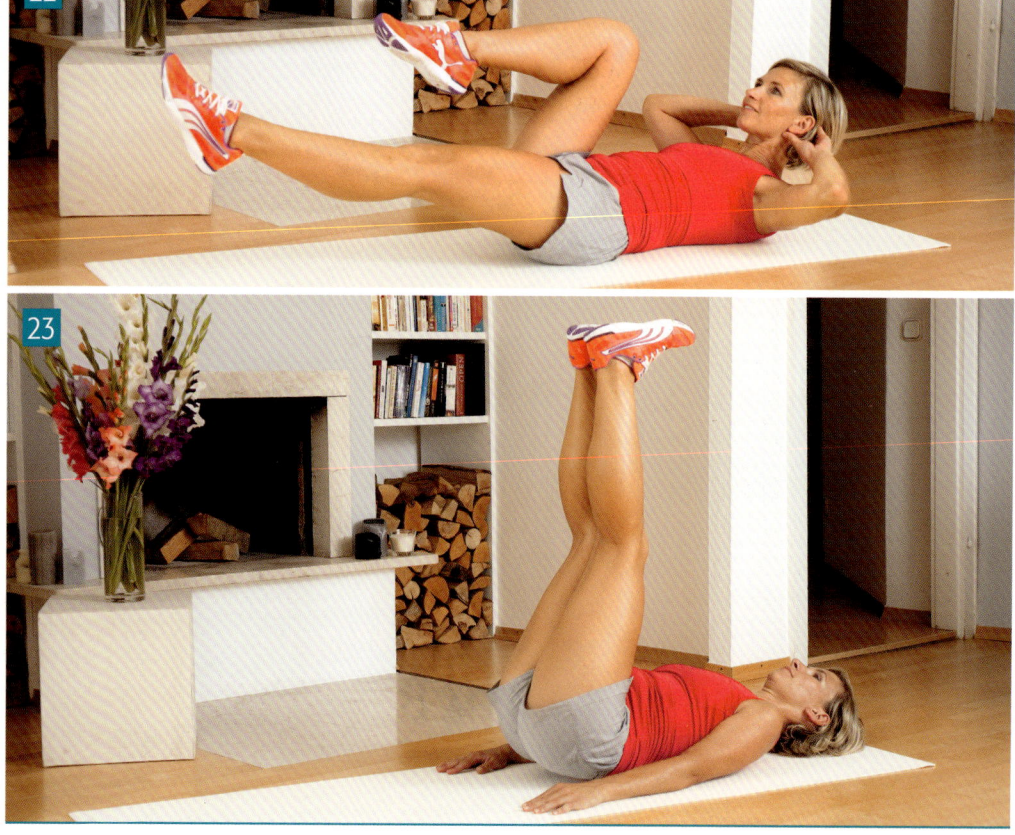

Hüftdehnung

Machen Sie mit dem rechten Bein einen großen Schritt nach hinten. Das vordere, linke Knie tief beugen und darauf achten, dass es maximal senkrecht über dem Mittelfuß ausgerichtet ist. Die rechte Ferse anheben und das rechte Knie sanft auf dem Boden ablegen. Dann auch den rechten Fußrücken auf dem Boden ablegen und den Oberkörper aufrichten. Den Beckenboden sehr bewusst anspannen und die Hüften parallel ausrichten. Hände auf dem linken Oberschenkel abstützen, das Becken sanft nach vorne drücken. Halten Sie die Position für circa 20 Sekunden.

24 Den rechten Fußballen aufstützen und das rechte Knie vom Boden lösen; gleichzeitig die rechte Hand flach neben dem linken Fuß auf den Boden setzen. Linke Hand auf dem linken Oberschenkel abstützen und das rechte Bein komplett durchstrecken. Den Beckenboden immer noch leicht anspannen und das Becken zum Boden drücken. Halten Sie die Position für etwa 20 Sekunden.

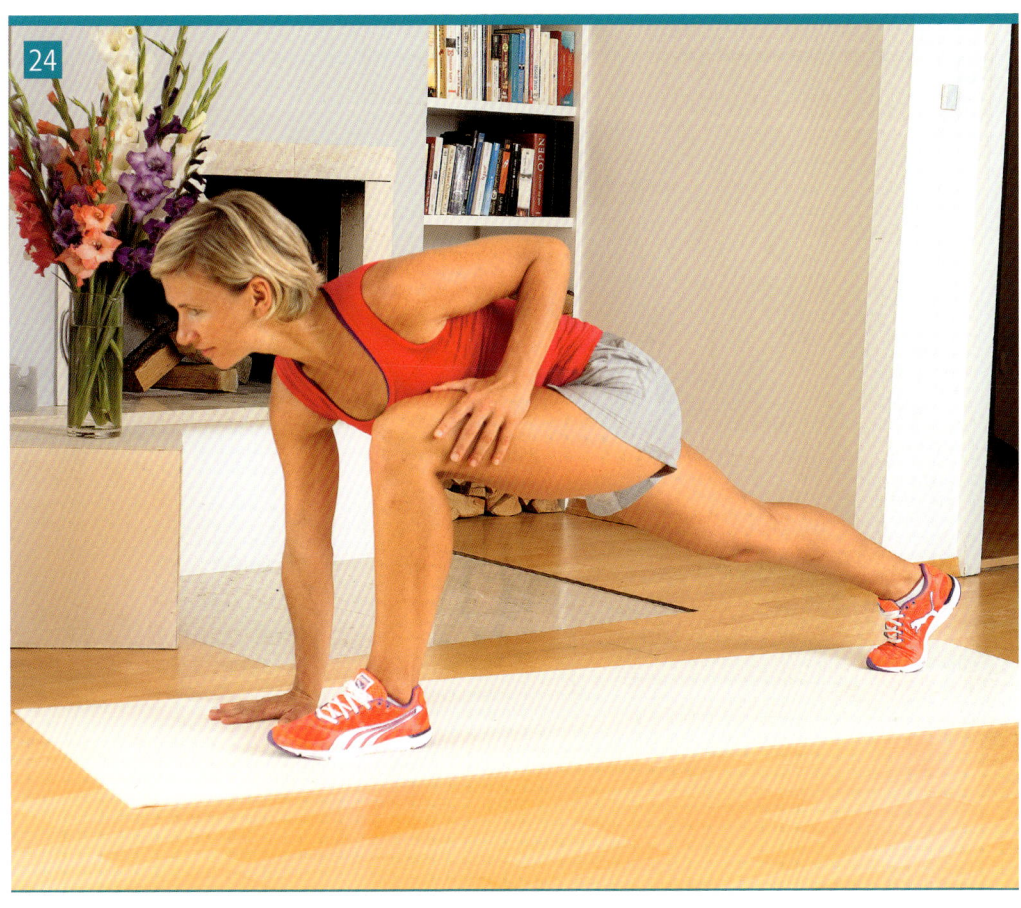

25 Im Anschluss die linke Hand vom Oberschenkel lösen und den linken Arm nach links
oben ziehen, den Blick zur linken Hand richten.
Drücken Sie sich aus der linken Schulter bewusst nach oben. Den Beckenboden anspannen und die Hüften parallel halten. Weiterhin
gleichmäßig durchatmen.
Position 20 Sekunden lang halten, dann lösen
und die Seite wechseln. Die Dehnung auch auf
der anderen Seite 20 Sekunden halten.

Effekt: Dehnt die Hüftbeugemuskulatur, streckt
die vorderen Oberschenkel.

Bruststretch

26 Setzen Sie sich im Fersensitz hin: Das Gesäß ruht auf den Unterschenkeln, die Knie und
Unterschenkel dabei geschlossen halten. Sollte
Ihnen das nicht möglich sein oder in den Knien
schmerzen, können Sie sich auch eine zusammengerollte Decke oder ein kleines Kissen unter den Po legen; die Knie sollten Sie auf jeden
Fall geschlossen halten. Spannen Sie den Beckenboden an und richten Sie den Rücken auf.
Halten Sie den Oberkörper aufrecht und richten
Sie den Blick nach vorne. Den Kopf in Verlänge-

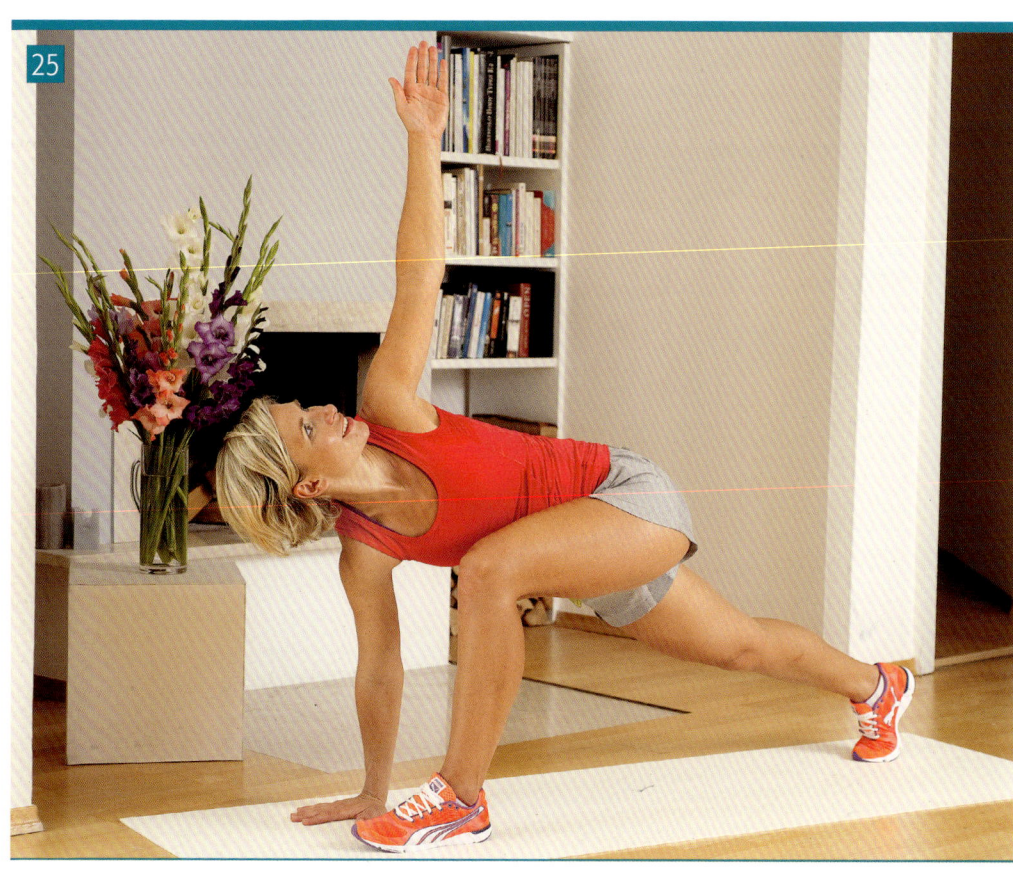

25

rung der Wirbelsäule halten. Die Hände ruhen zunächst auf den Oberschenkeln.

Ziehen Sie die Schultern nach hinten und unten. Die Schultergelenke auseinander-, die Schulterspitzen zueinanderziehen. Führen Sie dann beide Arme hinter dem Körper langsam zueinander und achten Sie darauf, Bauch und Beckenboden leicht anzuspannen. Die Arme sind zunächst gebeugt. Verschränken Sie die Finger ineinander und drücken Sie die Handballen aneinander. Strecken Sie dann die Arme aus.

Ziehen Sie dann die Arme vorsichtig nach oben, so weit es Ihre Gelenkigkeit zulässt, und verharren Sie am höchsten Punkt für etwa 30 Sekunden. Atmen Sie weiterhin tief durch.

Lösen Sie die Position und wiederholen Sie den ganzen Bewegungsablauf nochmals, wenn Sie mögen.

Effekt: Die Übung dehnt die Brust- und Schultermuskulatur sowie die Arme, verbessert die Atmung.

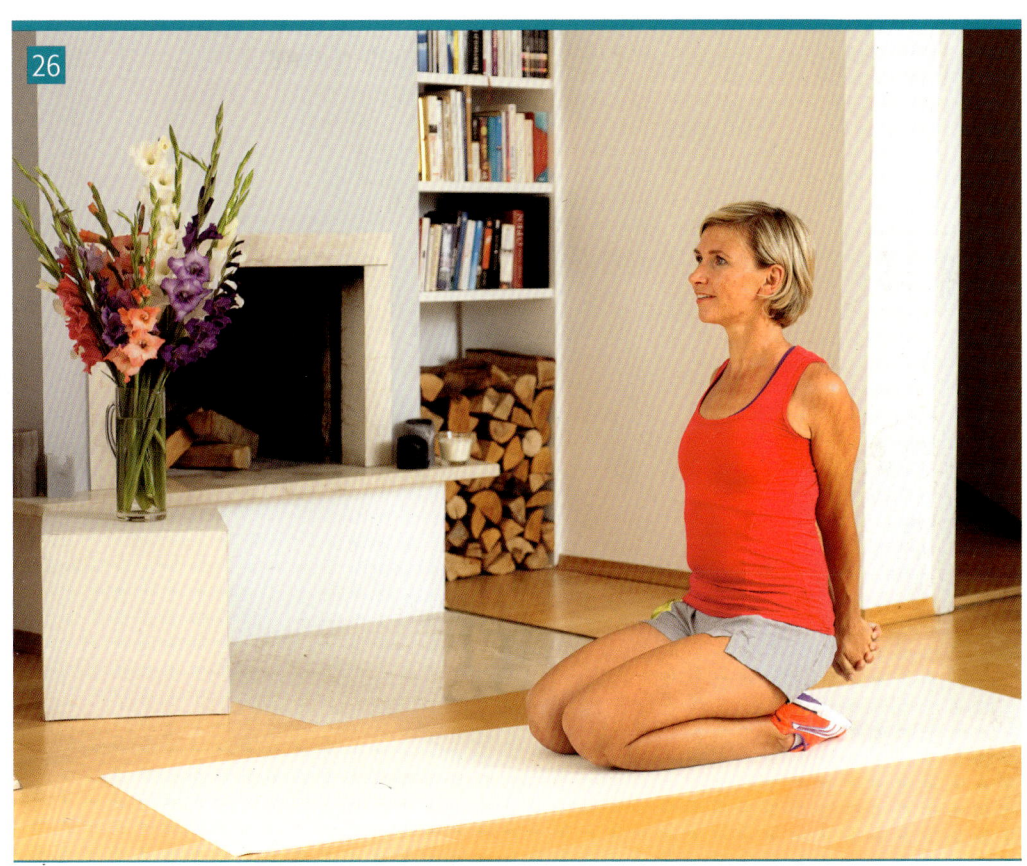

26

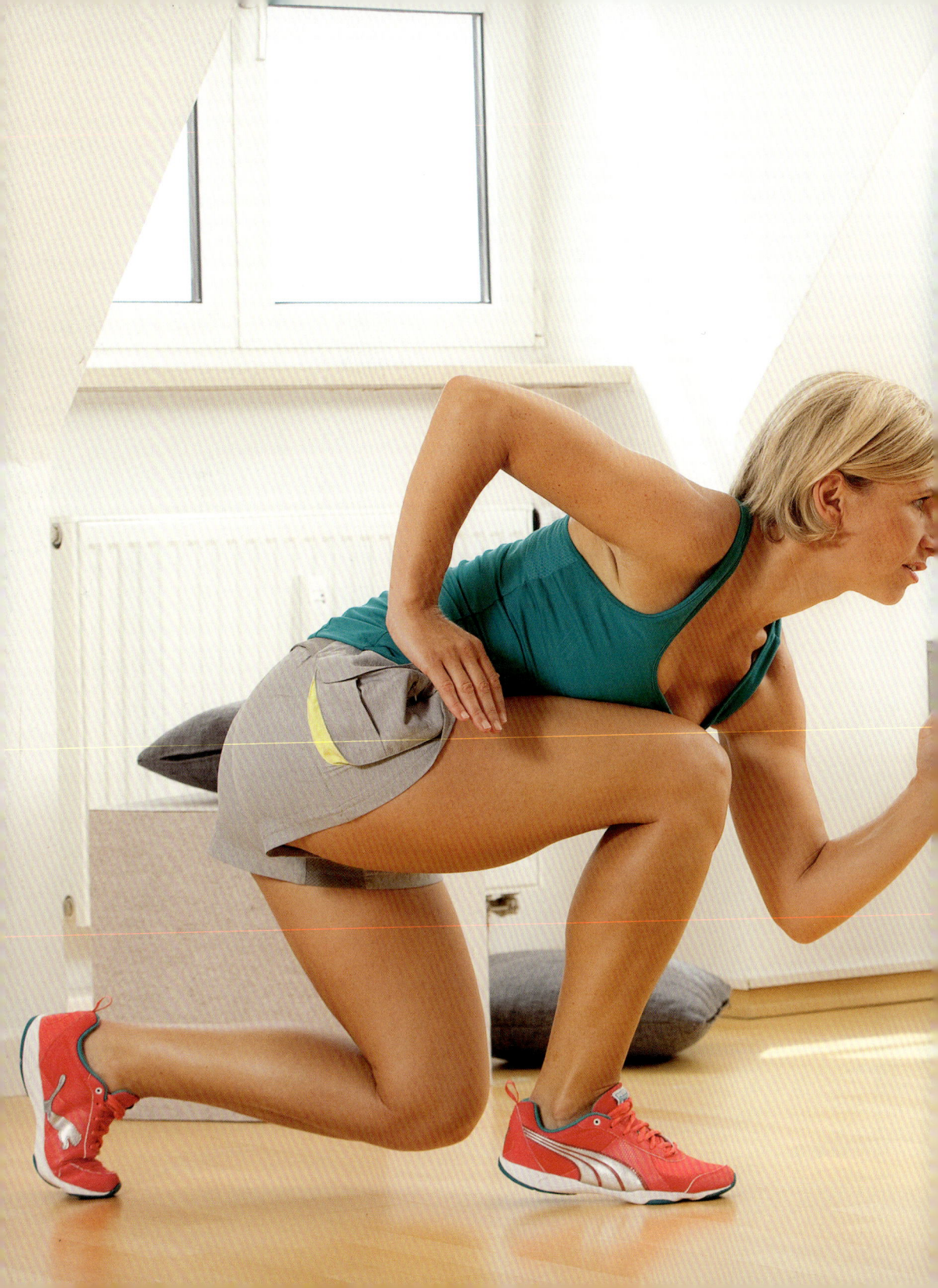

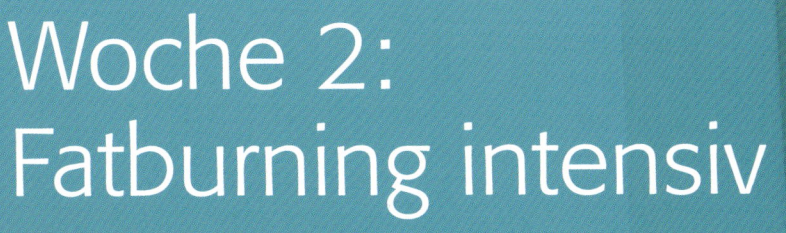

Woche 2:
Fatburning intensiv

Jetzt kommt der Stoffwechsel richtig auf Touren! Kicks und Punches sowie kurze, knackige Intervallübungen und ein gezieltes Workout für Bauch, Beine und Po sorgen für ausgewogene Proportionen.

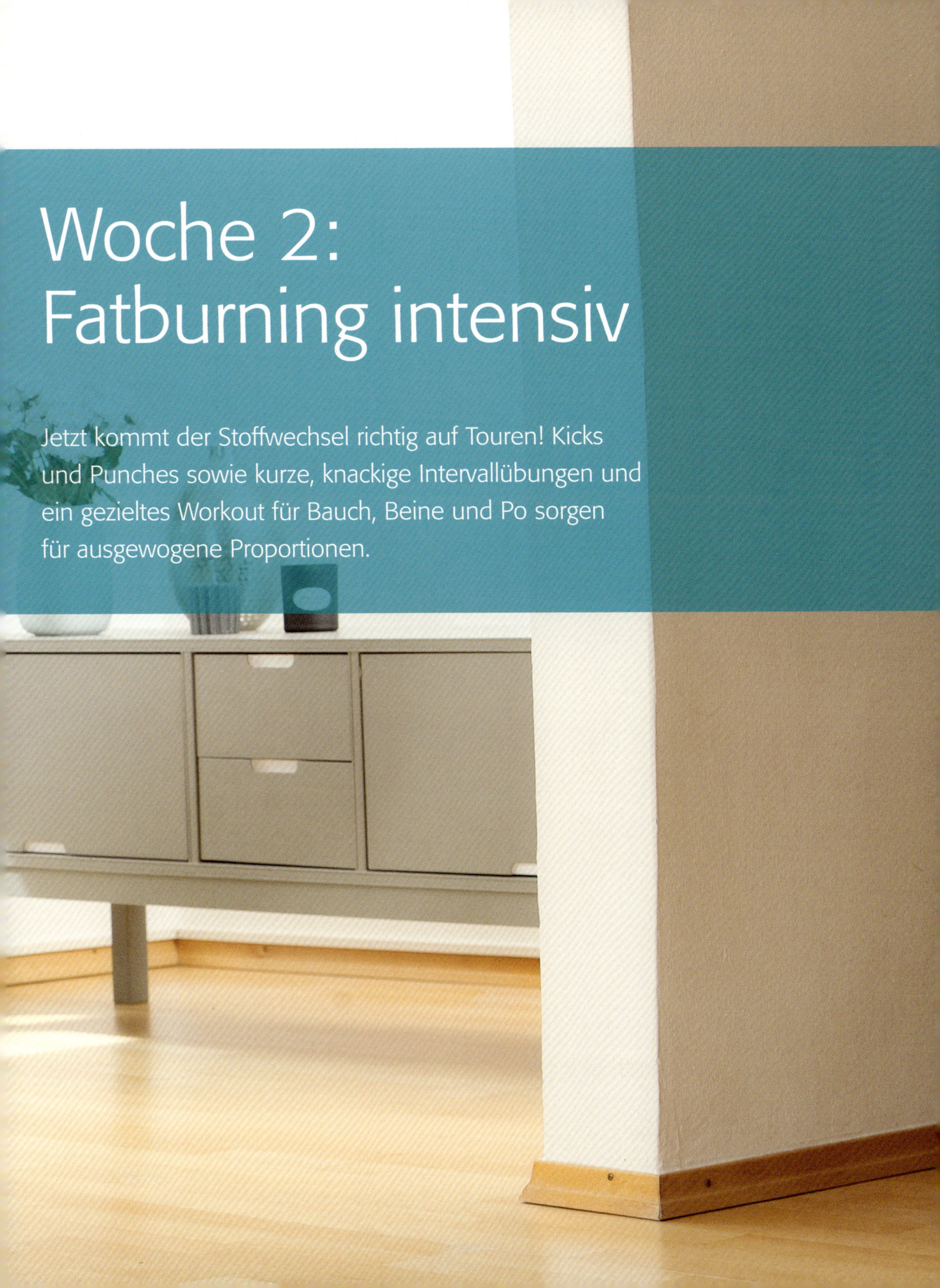

Knee Raise

Stellen Sie sich aufrecht hin und halten Sie die Füße zunächst geschlossen. Achten Sie auf eine gute Körperspannung. Verlagern Sie das Gewicht nun nach rechts und spreizen Sie dann das linke Bein zur Seite ab. Der Fußballen berührt den Boden.

Linkes Bein durchstrecken, das rechte Knie beugen und die rechte Hand an der Taille ab-

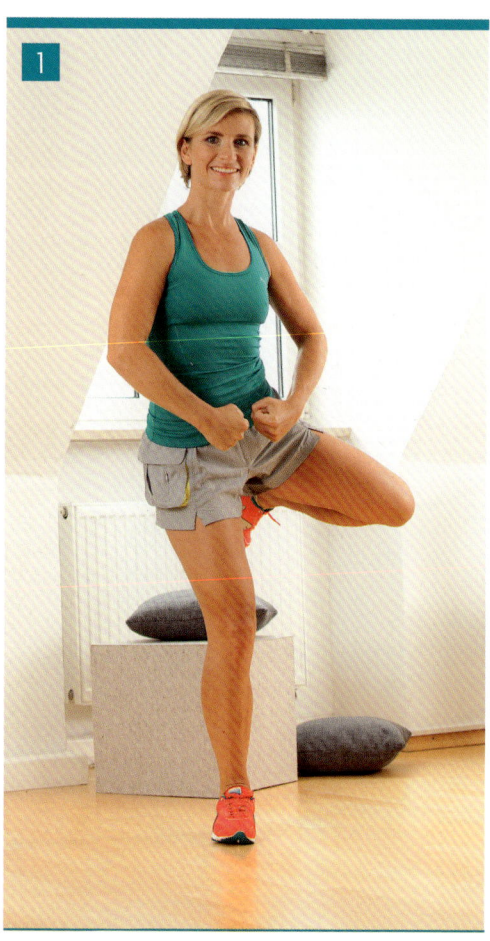

stützen. Den linken Arm nach oben ausstrecken und die Schulter nach unten ziehen.

1 Verlagern Sie nun das komplette Gewicht auf das rechte Bein und heben Sie den linken Fuß vom Boden weg. Das linke Knie beugen und bis auf Höhe der Taille anheben; gleichzeitig den linken Arm beugen und den Ellbogen in Richtung Taille ziehen. Die linke Hand dabei zur lockeren Faust ballen.

Drehen Sie den Oberkörper während der Bewegung von Bein und Arm minimal nach links, um die seitliche Bauchmuskulatur anzuspannen.

Dann Arm und Bein langsam wieder ausstrecken und den linken Fuß wenn möglich nicht mehr abstellen. Machen Sie 15 Wiederholungen in zügigem Tempo und wiederholen Sie die Bewegung anschließend mit dem anderen Bein. Absolvieren Sie dann einen zweiten Durchgang und versuchen Sie dabei, das Tempo etwas zu erhöhen.

Effekt: Heizt der Fettverbrennung ein, trainiert Beine, Po und Taille. Schult die Balance.

Enge Squats

2 Stellen Sie sich aufrecht hin. Die Füße ungefähr hüftbreit öffnen und parallel ausrichten. Bauch, Rücken und Beckenboden leicht anspannen. Schultern nach hinten und unten setzen und die Wirbelsäule aufrichten. Kopf in Verlängerung der Wirbelsäule halten und den Blick nach vorne richten. Halten Sie die Arme zunächst locker neben dem Körper.

Dann die Beckenbodenspannung erhöhen, den Rücken gerade halten und beide Knie gleichzeitig beugen, bis die Oberschenkel nahezu parallel zum Boden sind. Die Arme gleichzeitig locker nach vorne ziehen, Hände ineinander verschränken und den Oberkörper leicht nach vorne neigen. Wieder hochdrücken, bis die Beine fast gestreckt sind. Dabei unbedingt die Spannung im Bauch halten und die Arme locker neben den Körper ziehen. 15 Mal wiederholen.

3 Wieder in die Knie gehen und am tiefsten Punkt drei kleine, federnde Bewegungen machen, dann zu einem kraftvollen Sprung nach oben abdrücken. Dabei die Beine gestreckt lassen. Den Oberkörper aufrecht halten. Die Arme gleichzeitig neben den Körper ziehen.

Wiederholen Sie diesen Sprung 8 Mal. Dann nochmals die Squats wie zuvor wiederholen. Wieder 15 Wiederholungen machen.

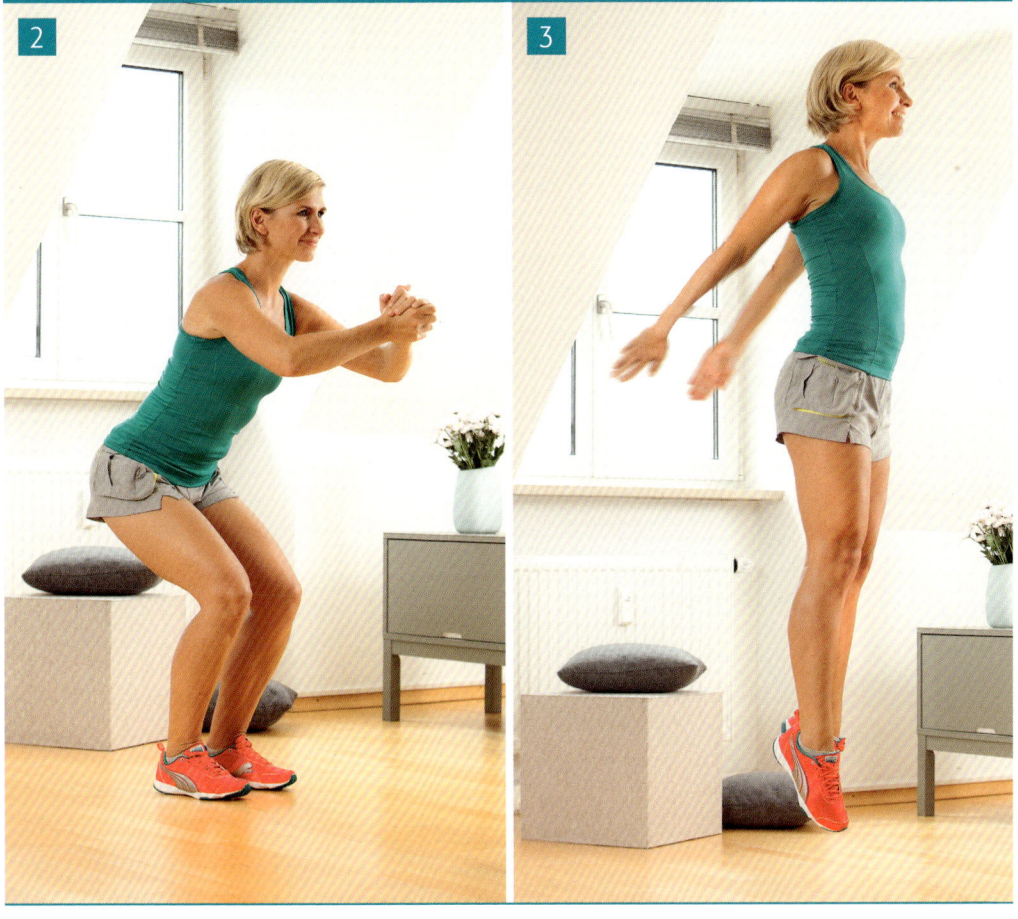

TIPP Wenn Ihnen der Sprung zunächst schwerfällt, trainieren Sie stattdessen Ihre Sprungkraft an einer Treppe: Hüftbreit davorstellen und mit beiden Beinen gleichzeitig eine Stufe hochhüpfen. Nach 15 Stufen mit dem normalen Programm fortfahren.

4 Dann weiter mit den einbeinigen Squats: Dazu das Gewicht auf das linke Bein verlagern

und die rechte Ferse anheben. Hände entweder an die Taille oder locker gebeugt nach vorne ausstrecken. Das linke Knie tief beugen und den Oberkörper mit gestrecktem Rücken aus der Hüfte heraus nach vorne beugen.
Langsam wieder nach oben drücken, den Oberkörper aufrichten. Machen Sie 15 Wiederholungen auf der anderen Seite.

Effekt: Formt Po und Oberschenkel, trainiert die Coremuskulatur. Verbessert die Koordination.

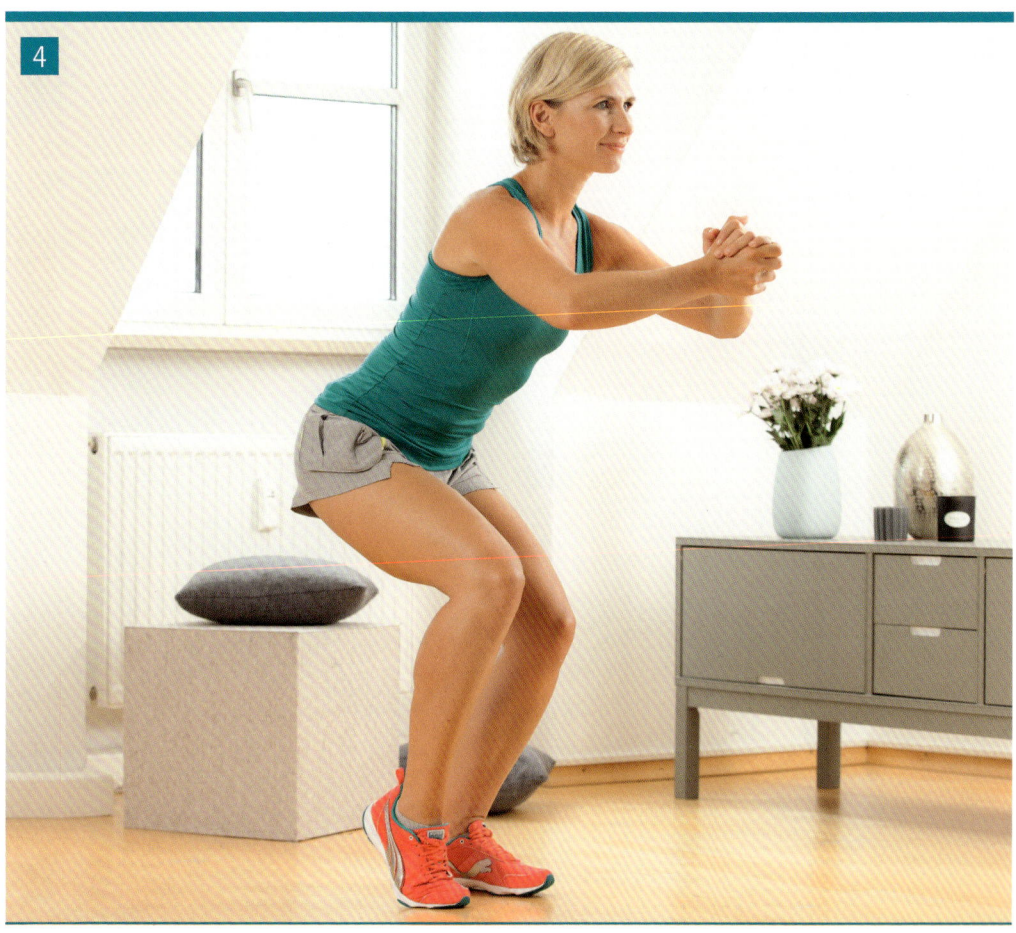

Skatesprung

5 Stellen Sie sich aufrecht hin und halten Sie die Beine zunächst geschlossen. Bauch und Beckenboden aktivieren, den Oberkörper aufrecht halten und den Rücken strecken. Springen Sie dann mit einem kleinen, dynamischen Hüpfer nach rechts, dazu beide Arme locker anheben. Springen Sie dann ohne Pause oder Zwischenhüpfer nach links. Dabei die Arme wieder neben den Körper absenken. Wiederholen Sie die Bewegung zu beiden Seiten im Wechsel für etwa zwei Minuten.

6 Wechseln Sie dann ohne Pause in eine etwas intensivere Bewegung: Springen Sie weiterhin nach rechts und links im Wechsel, machen Sie dabei aber den Sprung größer. Das jeweils freie Bein anwinkeln und die Ferse zum Po ziehen, die Arme locker anwinkeln und dynamisch mitnehmen. Wiederholen Sie die Bewegung für zwei Minuten zu beiden Seiten.

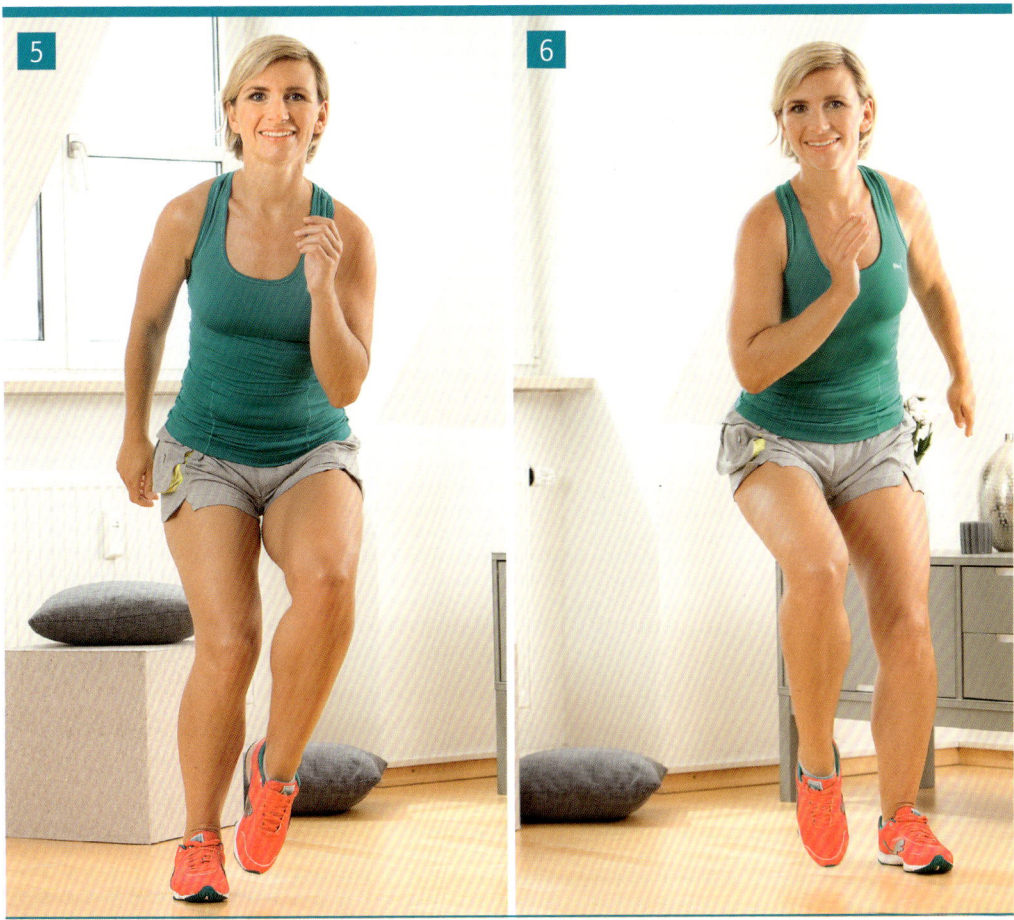

7 Steigern Sie sich dann nochmals: Statt der angewinkelten Arme strecken Sie nun den seitengleichen Arm des Standbeins nach hinten aus; vergrößern Sie auch die Schrittweite und beugen Sie die Knie tiefer. Wiederholen Sie diese intensive Variante für 30 Sekunden und kehren Sie zum lockeren Pony Hop zurück. Wiederholen Sie die Sequenz insgesamt 3 Mal.

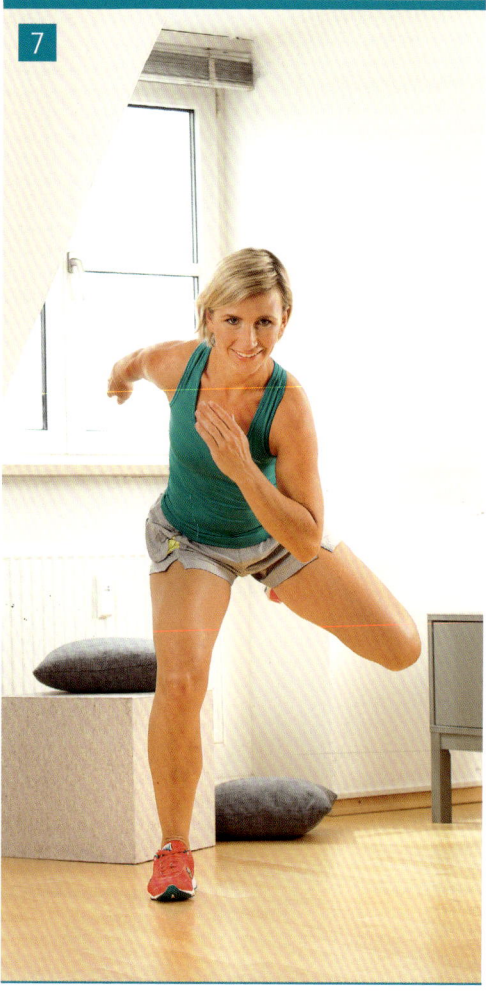

Effekt: Regt die Fettverbrennung intensiv an. Modelliert Oberschenkel und Waden, stärkt den Po.

TIPP Falls Sie Inlineskates besitzen, können Sie auch eine intensive Skating-Session statt der beschriebenen Übung machen. Fahren Sie sich einige Minuten ein. Dann das Tempo erhöhen: Für zwei Minuten immer noch relativ locker skaten, dann schnell für weitere zwei Minuten. Geben Sie schließlich 30 Sekunden lang Vollgas. Dann wieder von vorne beginnen. Insgesamt drei Intervalle wären optimal.

Jumping Punch

8 Stellen Sie sich aufrecht hin und spannen Sie Bauch und Rücken leicht an. Grätschen Sie dann die Beine deutlich weiter als schulterbreit. Die Knie und Zehenspitzen zeigen diagonal nach außen, die Knie dabei leicht gebeugt halten. Den Oberkörper mittig halten und das Becken aufrichten. Ballen Sie dann beide Hände zu Fäusten: die Finger einrollen und den Daumen davorlegen wie einen Riegel. Halten Sie die Fäuste rechts neben dem Kinn, die Ellbogen gebeugt und locker halten. Machen Sie dann kleine, federnde Sprungbewegungen nach rechts und links, ohne die Schrittbreite zu verkleinern. Führen Sie dann bei jedem Jump nach rechts einen kleinen, schnellen Schlag mit der rechten Faust nach rechts aus. Halten Sie die linke Faust weiterhin neben dem Kinn. Wiederholen Sie die Bewegung bei jedem Jump nach rechts. Nach zwei Minuten zur anderen Seite wechseln.

9 Fügen Sie dann einen Jumping Jack (früher noch als »Hampelmann« bekannt) ein: Machen Sie zuerst die Schlagbewegung nach rechts. Beim Jump zurück schließen Sie dann beide Beine. Drücken Sie sich dann mit beiden Beinen gleichzeitig ab und öffnen Sie die Beine in eine weite Grätsche. Dabei Knie und Zehenspitzen nach außen drehen und die Arme locker angewinkelt nach oben über den Kopf ziehen.

Achten Sie auf eine gute Körperspannung und eine kraftvolle Armbewegung. Mit einem Jab (s. S. 57) nach links weitermachen. Führen Sie diese Bewegung für zwei Minuten durch und wiederholen Sie dann die komplette Abfolge ein zweites Mal.

Effekt: Fördert die Fettverbrennung, stärkt Arme, Schultern und Beine.

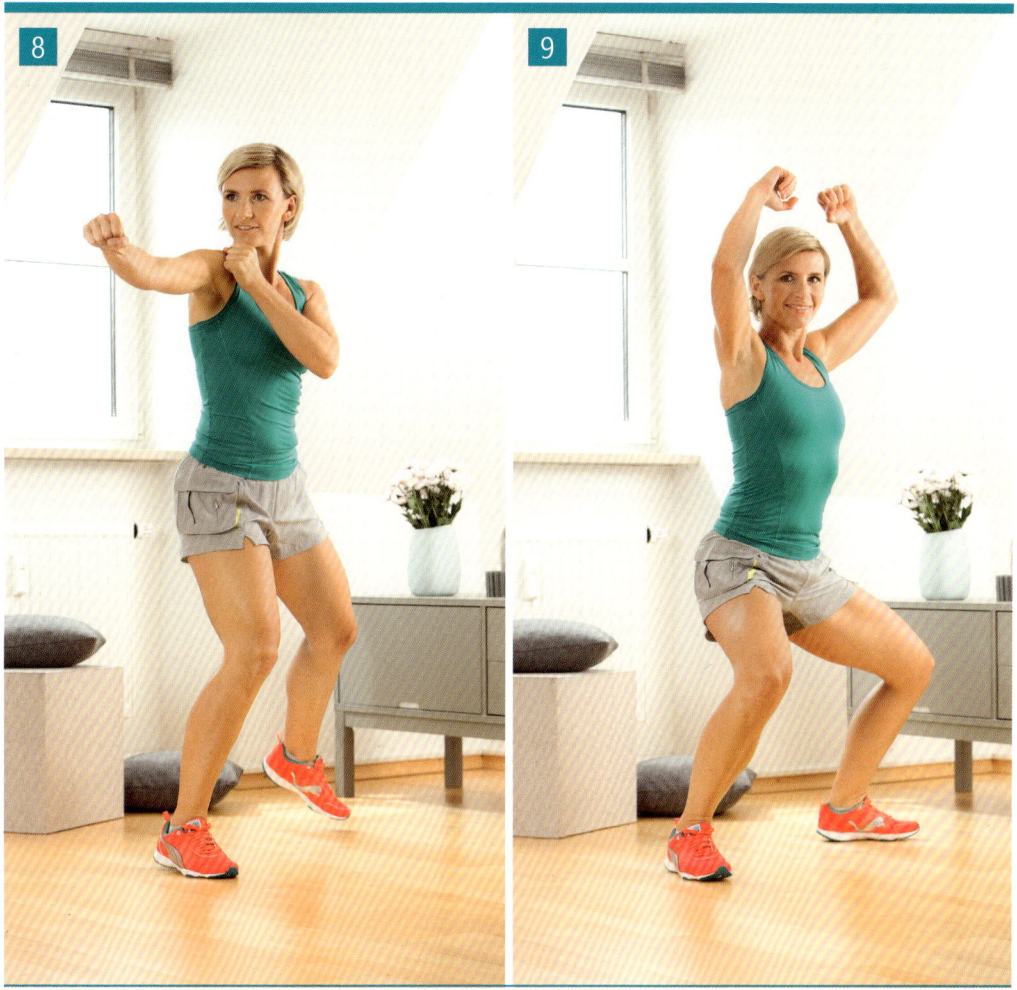

Innenschenkelkraft

10 Stellen Sie sich gerade hin und spannen Sie Bauch, Beckenboden und die Rückenmuskulatur leicht an. Strecken Sie beide Arme auf Brusthöhe seitlich aus und drehen Sie die Handflächen nach unten. Den Kopf in Verlängerung der Wirbelsäule halten. Ziehen Sie die Schultern nach hinten und unten. Verlagern Sie dann das Gewicht auf das linke Bein. Das rechte Bein vor dem linken Bein kreuzen und ausstrecken. Ziehen Sie die Zehenspitzen heran und kippen Sie sie nach rechts.

11 Heben Sie dann das rechte Bein mit viel Körperkontrolle sehr langsam diagonal nach links und oben an, so hoch es ohne Schwung geht. Halten Sie den Oberkörper dabei unbedingt weiterhin aufrecht. Senken Sie dann das Bein langsam und kontrolliert wieder, aber stellen Sie den Fuß nicht mehr ab. Wiederholen Sie die Bewegung 10 Mal mit jedem Bein.

Effekt: Strafft die Innen- und die Vorderseiten der Oberschenkel, schult die Balance. Trainiert die tiefen Bauchmuskeln.

TIPP Falls Sie Probleme haben, das Gleichgewicht zu halten, können Sie sich auch einen Stuhl auf die Seite des Standbeins stellen. Versuchen Sie aber immer wieder, auch ohne Hilfsmittel zu üben!

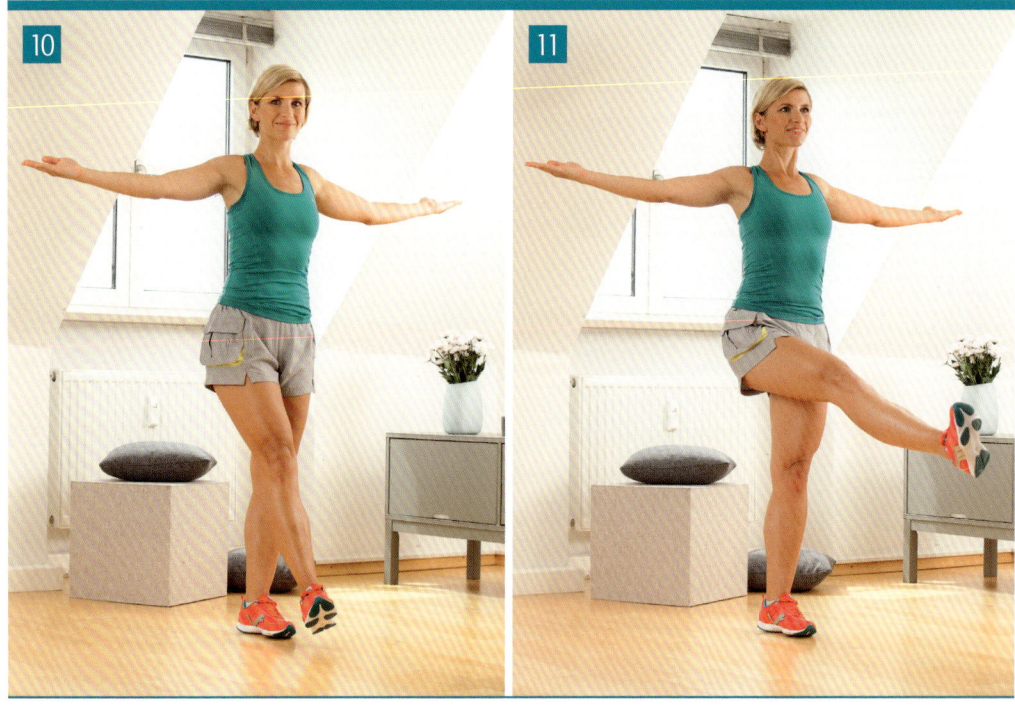

Sidekick

12 Halten Sie die Füße zunächst geschlossen und stellen Sie sich aufrecht hin. Bauch und Beckenboden aktivieren, dann in eine weite Grätsche kommen. Die Füße sollten deutlich weiter als schulterbreit geöffnet sein. Knie und Zehenspitzen zeigen diagonal nach außen. Knie leicht beugen, Hände zu lockeren Fäusten ballen. Heben Sie dann die Fäuste auf Kinnhöhe nach rechts an, Ellbogen locker sinken lassen.

13 Verlagern Sie dann das Gewicht auf das linke Bein und ziehen Sie das rechte Bein zum linken heran. Das Gewicht ruht zu 70 Prozent links, zu 30 Prozent rechts. Drehen Sie das Gesäß leicht nach links, den Blick nach rechts halten. Dann das Gewicht komplett auf das linke Bein verlagern und das rechte Knie gebeugt anheben. Linkes Knie ebenfalls beugen und den Oberkörper leicht nach links kippen lassen. Wenn sich das rechte Knie auf Höhe der Taille befindet, mit dem rechten Fußballen einen Tritt nach rechts ausführen. Ziehen Sie dann das gebeugte Knie wieder zum Körper und stellen Sie den rechten Fuß ab; dann wieder in die weite Grätsche kommen. Wiederholen Sie die Bewegung 10 Mal zu jeder Seite und anschließend 20 Wiederholungen im Wechsel. Steigern Sie für weitere 20 wechselseitige Wiederholungen das Tempo.

Effekt: Trainiert den Po und die Oberschenkel. Fördert die Balance und die Koordination, regt die Fettverbrennung an.

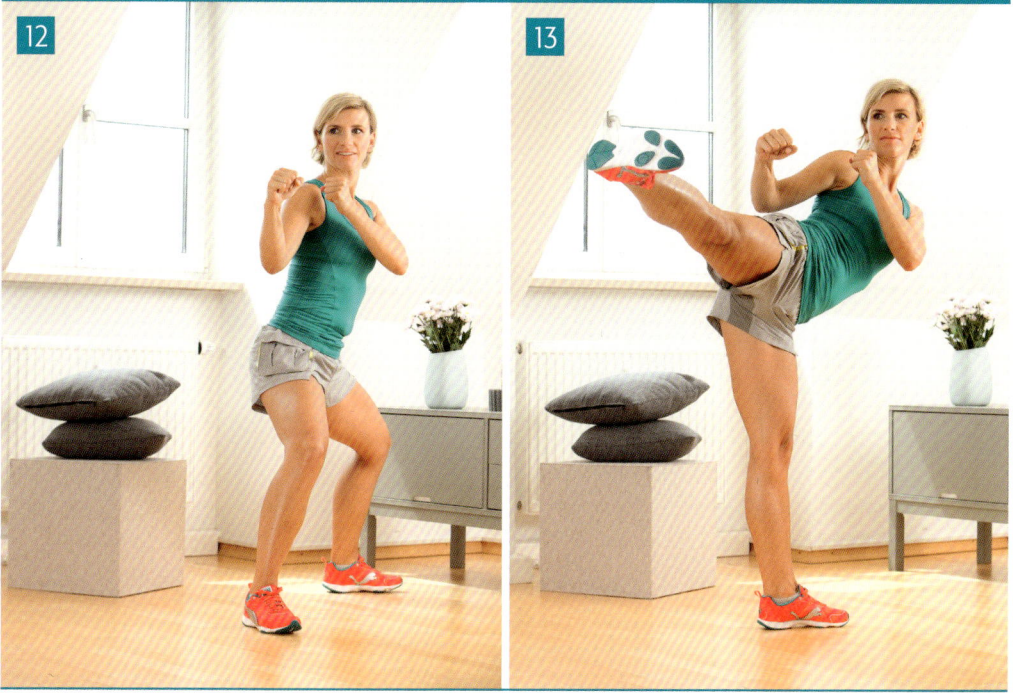

Jab und Sidekick

Beginnen Sie stehend mit geschlossenen Beinen. Die folgende Übung stellt eine Kombination aus zwei bereits bekannten Bewegungen aus Woche 1 und 2 dar und Sie spielen bei dieser Variante stark mit dem Tempo, um den Stoffwechsel richtig anzukurbeln.

Beginnen Sie mit dem Jab (s. S. 56), einem Schlag nach rechts: Beine weit grätschen, die Fäuste auf Kinnhöhe nach rechts halten und kleine Sprünge ausführen. Bei jedem Jump nach rechts mit der rechten Hand einen schnellen Schlag ausführen.

Machen Sie das eine Minute zu jeder Seite. Fügen Sie dann den Sidekick hinzu (s. S. 79): Grätschen Sie die Beine weit, verlagern Sie das Gewicht wie in der Übung zuvor beschrieben nach rechts und dann aufs linke Bein und kicken Sie mit dem rechten Fuß nach rechts.

Kombinieren Sie beides: Schlagen Sie 8 Mal nach rechts, dann absolvieren Sie zwei Sidekicks nach rechts. Acht Schläge nach links, zwei Sidekicks nach links. Insgesamt vier Durchgänge zu beiden Seiten. Dann nur vier Schläge und einen Kick kombinieren, zur anderen Seite wiederholen. Machen Sie wieder vier Durchgänge je Seite.

Ideal wäre, wenn Sie Musik mit ca. 130 bpm dazu hören würden. So stellen Sie sicher, dass Sie gleichmäßig trainieren.

Effekt: Strafft Beine und Po, schult die Balance, regt den Stoffwechsel an.

Burpees

14   Beginnen Sie stehend. Füße geschlossen halten, Bauch und Rücken leicht anspannen. Arme neben dem Körper halten. Holen Sie mit den Armen Schwung und springen Sie mit gestreckten Beinen hoch.

15   Kommen Sie dann sofort in eine tiefe Hocke und setzen Sie die Handflächen links und rechts neben den Füßen auf den Boden, die Fersen sind angehoben.

16   Springen Sie dann in die Liegestützposition: Halten Sie die Handgelenke senkrecht unter den Schultergelenken. Gewicht in die Hände verlagern, mit den Füßen nach hinten hüpfen. Rücken und Oberschenkel befinden sich auf einer Höhe, der Kopf bildet die Verlängerung der Wirbelsäule und der Rücken ist gerade.

Springen Sie ohne Pause wieder zurück in die Hocke und führen Sie dann ohne Pause erneut einen Strecksprung aus. Machen Sie insgesamt zehn Durchläufe dieser Bewegungsabfolge.

Effekt: Regt die Fettverbrennug intensiv an. Kräftigt Rücken, Brust- und Bauchmuskeln, formt Beine und Po.

TIPP   Beginnen Sie in einem ruhigen, gleichmäßigen Tempo, bis Sie die Bewegungsabfolge verinnerlicht haben, und steigern Sie das Tempo erst, wenn Sie sich absolut sicher fühlen. Sie sollten diese Übung unbedingt als sehr intensiv empfinden.

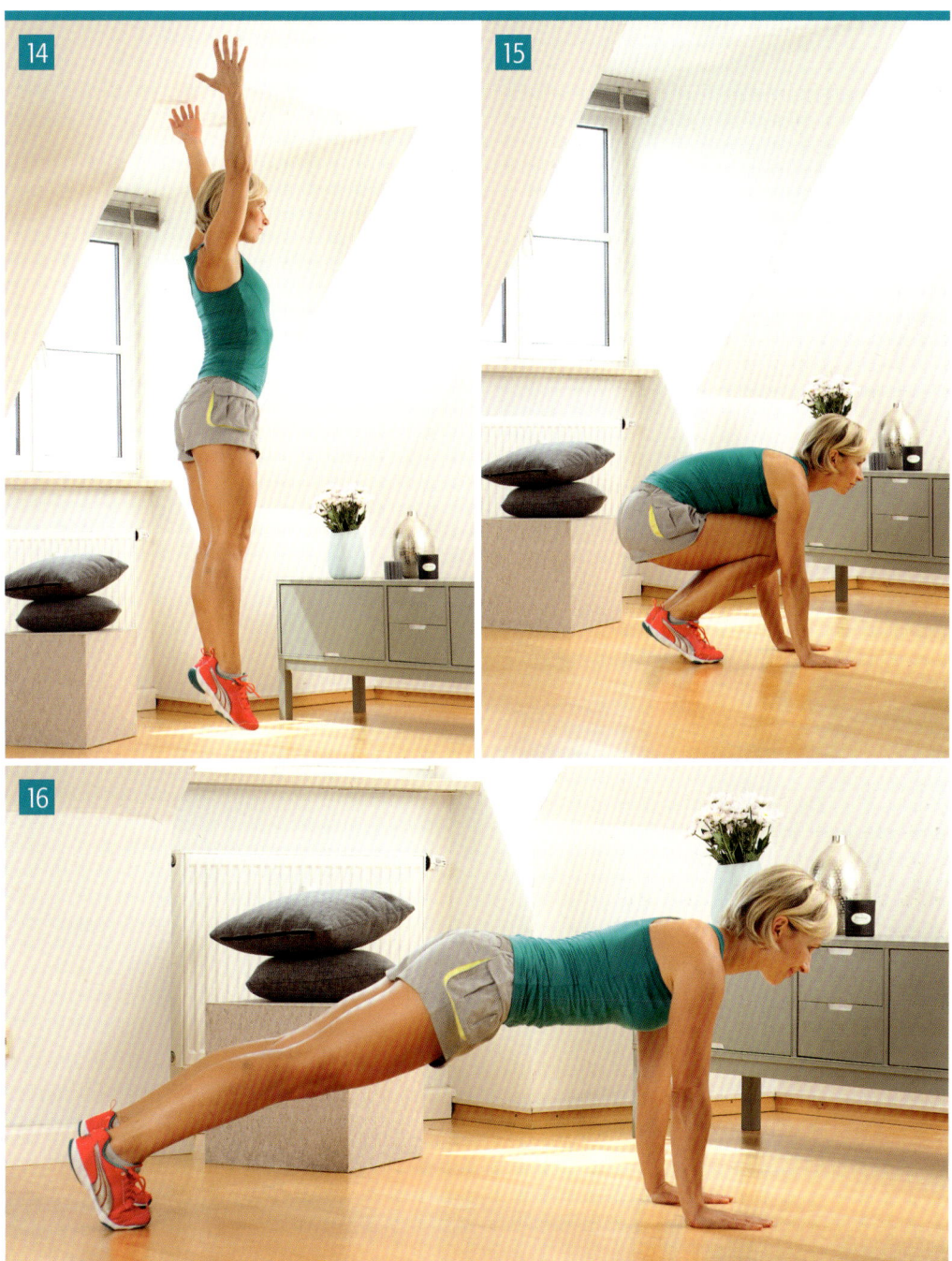

Kletterwalk

Beginnen Sie die Übung im Vierfüßlerstand: die Handgelenke unter den Schultergelenken positionieren, die Knie unter den Hüften aufstellen. Den Rücken gerade halten. Drücken Sie die Hände fest in den Boden. Fußballen aufstellen. Strecken Sie dann langsam die Beine aus, bis Oberkörper und Beine sich auf einer Ebene befinden. Bauch, Rücken und Beckenboden sollten nun leicht angespannt sein. Halten Sie den Kopf unbedingt in Verlängerung der Wirbelsäule.

17 Verlagern Sie das Gewicht dann nach links und ziehen Sie das rechte Knie unter dem Körper in Richtung Brust heran, so weit es möglich ist. Achten Sie darauf, dass sich die Hüfte nicht anhebt.

Rücken und linkes Bein befinden sich auf einer Ebene. Atmen Sie gleichmäßig!

Strecken Sie das rechte Bein wieder nach hinten aus und stellen Sie den rechten Fuß auf den Boden zurück. Wiederholen Sie die Bewegung mit dem linken Bein. Insgesamt 10 Wiederholungen je Seite im langsamen Tempo durchführen, dann die Knie abstellen und eine kurze Pause machen. Absolvieren Sie den zweiten Durchgang in zügigem Tempo.

Effekt: Stärkt die Coremuskulatur, kräftigt den Rücken, Arme und Schultern, regt die Fettverbrennung an.

Spiderkick

Setzen Sie sich auf den Boden. Die Hände hinter dem Körper aufsetzen. Fingerspitzen zeigen dabei zum Körper hin. Arme strecken. Die Knie beugen, Füße etwa 20 Zentimeter vor dem Gesäß flach auf den Boden setzen. Beckenboden anspannen. Die Schultern nach hinten und unten ziehen, den Po leicht vom Boden lösen und den Rücken gerade halten.

18 Beine, Arme und Bauch anspannen und das Becken anheben. Dann das Gewicht auf die rechte Hand und den linken Fuß verteilen, das rechte Bein nach oben ausstrecken und mit der linken Hand in Richtung rechten Fuß greifen.

Position lösen, Arm und Bein abstellen und die Bewegung auf der anderen Seite wiederholen. Führen Sie die Bewegung insgesamt 10 Mal auf jeder Seite aus und machen Sie insgesamt zwei Durchgänge.

Effekt: Strafft den Po, formt Beine und Arme. Schult die Balance.

TIPP Wenn Sie zu überstreckten Gelenken neigen, sollten Sie sich immer wieder im Spiegel kontrollieren. Machen Sie sich zur Prämisse, die Gelenke niemals komplett durchzustrecken, sondern immer nur fast. Das schont die Gelenke und hilft, die Muskulatur anstelle von Sehnen, Bändern und Knochen zu belasten.

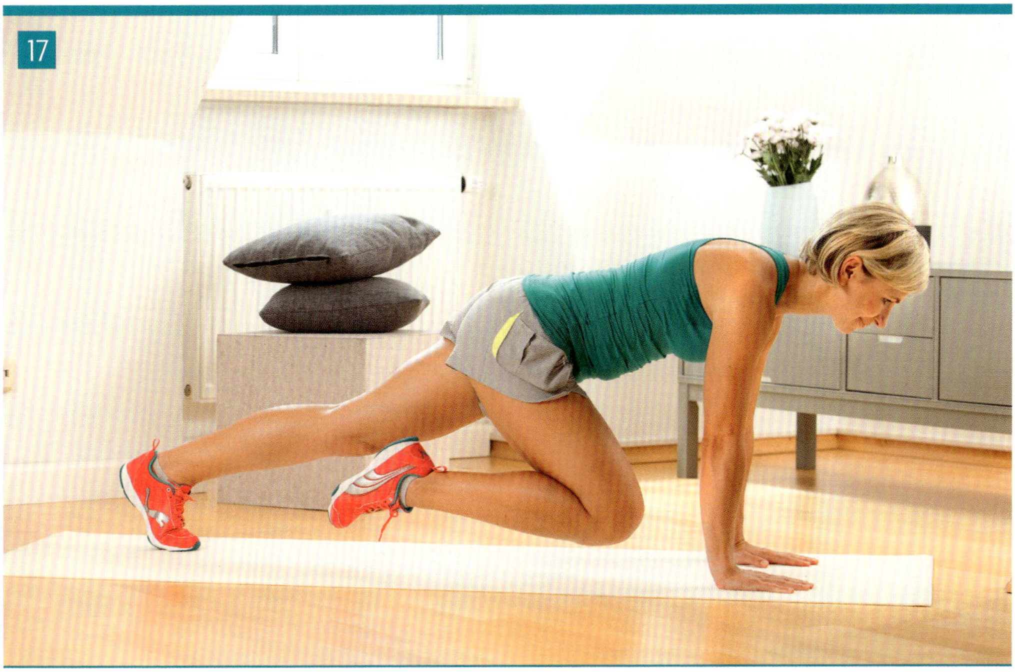

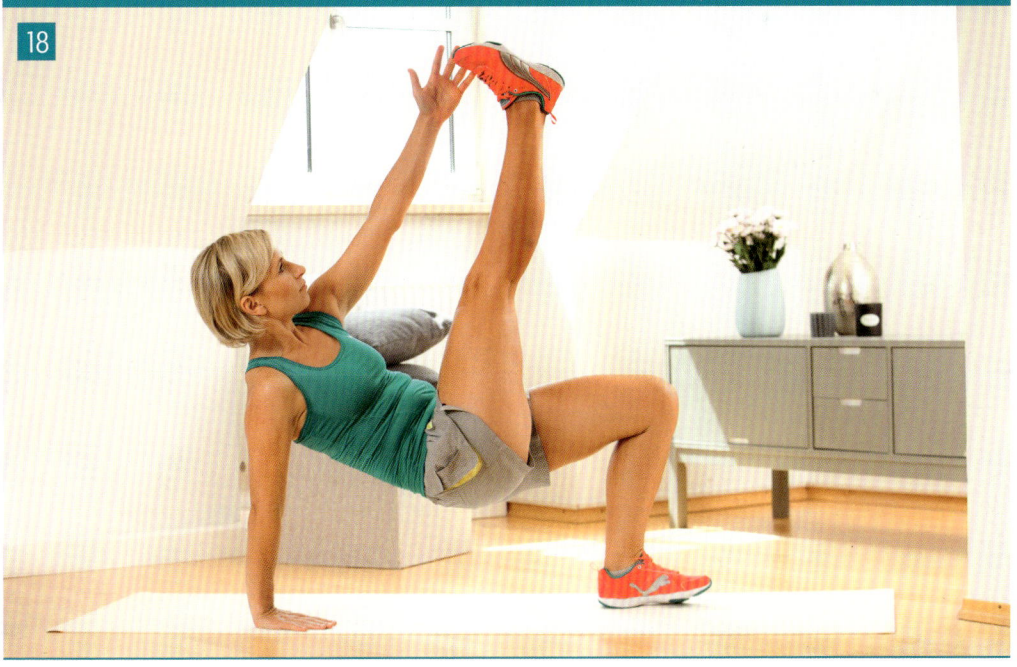

Beinkreuzen

Setzen Sie sich auf die rechte Gesäßhälfte und stützen Sie sich mit beiden Händen am Boden ab. Fingerspitzen zeigen nach vorne. Achten Sie darauf, die Schultern nach hinten und unten zu setzen. Heben Sie die Beine geschlossen vom Boden weg und ziehen Sie die Knie vor die Brust. Strecken und beugen Sie die Beine 10 Mal; der Oberkörper darf sich dabei leicht vor- und zurückbewegen. Halten Sie die Beine dann gestreckt. Kreuzen Sie nun die Beine 10 Mal im schnellen Wechsel.

19 Legen Sie dann die Beine und den Oberkörper ab. Positionieren Sie die Hüften übereinander und stützen Sie sich dazu mit der linken Hand vor dem Körper ab. Den rechten Arm nach vorne ausstrecken, den linken Arm nun am Oberkörper entlang ausstrecken und knapp über dem Körper halten. Den Oberkörper anheben und die Rippen in Richtung Becken schieben, so weit es geht.

Wieder lösen, aber den Oberkörper nicht mehr komplett ablegen. Insgesamt 15 Mal wiederholen, dann den Oberkörper und den Kopf kurz ablegen. Machen Sie vom zweiten Teil der Übung insgesamt zwei Durchgänge. Wechseln Sie nun die Seite und wiederholen Sie die Bewegung auf der anderen Seite.

Effekt: Trainiert die Taille und die inneren Oberschenkel, kräftigt die gerade Bauchmuskulatur.

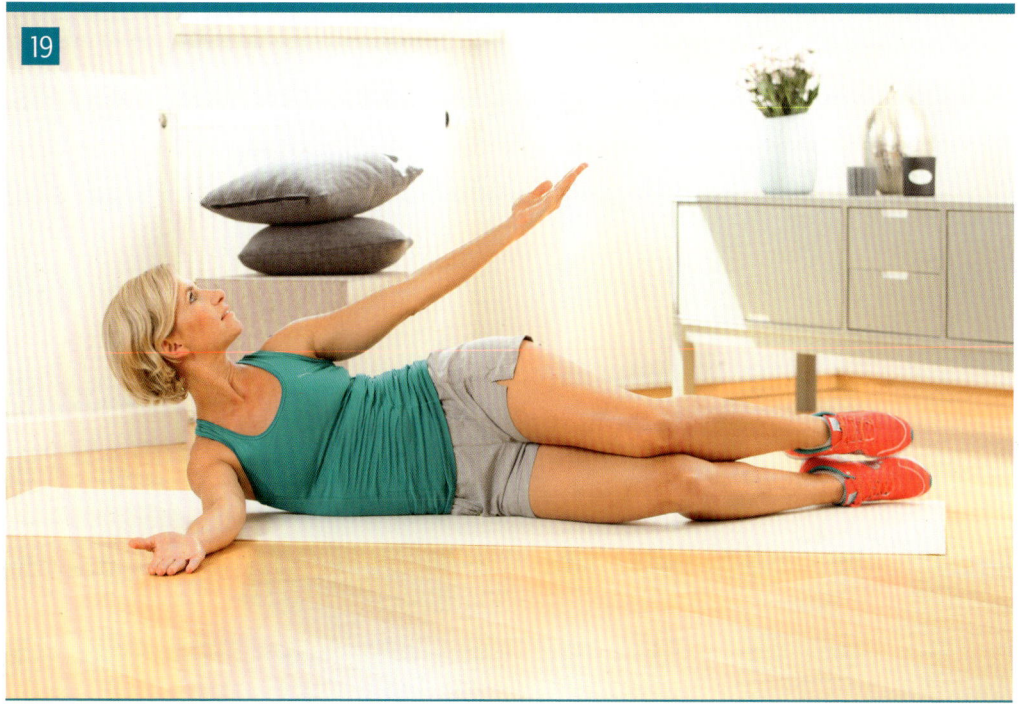
19

Beinrückseiten-Stretch

20 Machen Sie mit dem rechten Bein einen großen Schritt nach vorne und stützen Sie das linke Knie auf dem Boden ab. Legen Sie den linken Fußrücken flach auf den Boden. Halten Sie den Oberkörper aufrecht und achten Sie darauf, dass der Winkel im rechten Knie mindestens 90 Grad beträgt. Halten Sie beide Beckenhälften parallel.

Legen Sie jetzt beide Hände auf den rechten Oberschenkel, spannen Sie den Beckenboden leicht an und schieben Sie das Becken nach vorne. Sie sollten ein ziehendes Gefühl in Hüfte und vorderem Oberschenkel spüren. Halten Sie die Dehnung für 30 Sekunden.

21 Schieben Sie dann das Becken nach hinten und neigen Sie den Oberkörper nach vorne, den Rücken dabei gerade halten. Greifen Sie den rechten Fuß mit der rechten Hand und strecken Sie den Rücken dabei, so gut es geht. Das rechte Bein ist dabei durchgestreckt, die rechte Kniescheibe nach oben gezogen und der rechte Oberschenkel aktiv. Die Dehnung sollte im hinteren Oberschenkel gut zu spüren sein.

Halten Sie auch diese Dehnung wieder 30 Sekunden lang. Dann langsam lösen und die Seite wechseln.

Effekt: Dehnt die Hüftbeugemuskulatur und die Rückseiten der Beine, verbessert die Haltung.

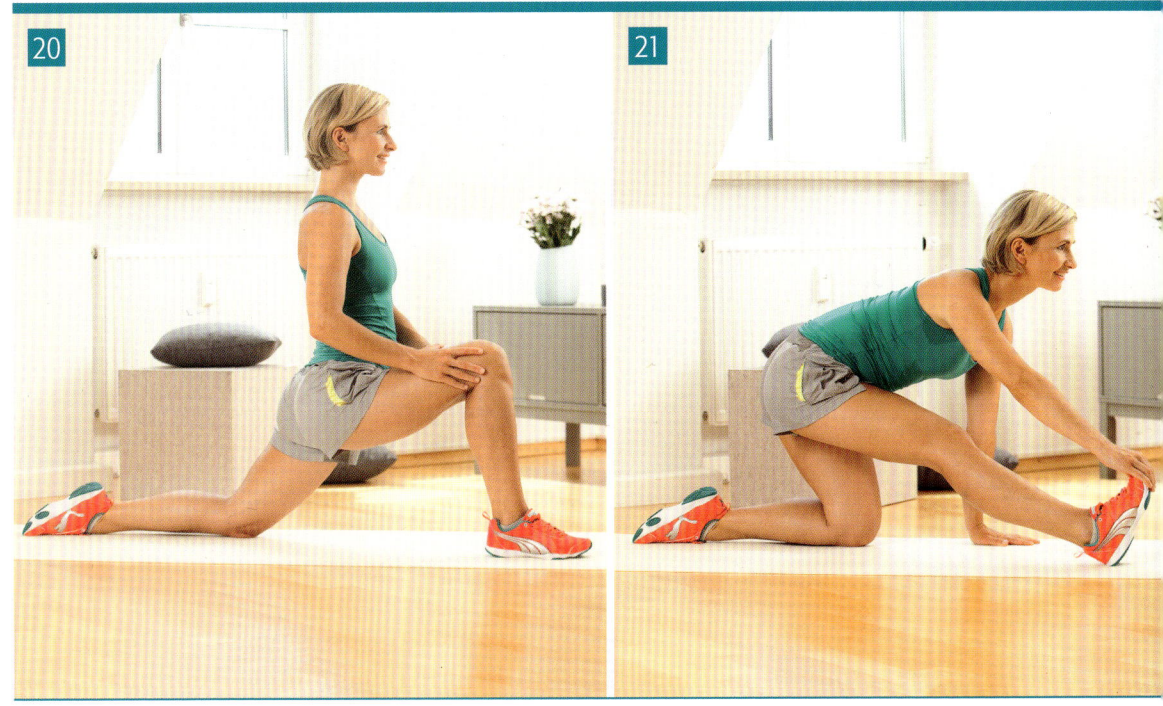

Schulterstretch

Beginnen Sie mit der Übung im Vierfüßlerstand. Halten Sie die Handgelenke senkrecht unter den Schultergelenken und drücken Sie die Finger und Handflächen fest in den Boden. Die Knie senkrecht unter den Hüften ausrichten und den Bauch sowie den Beckenboden leicht anspannen. Legen Sie die Fußrücken auf dem Boden ab. Halten Sie den Rücken gerade und den Kopf in Verlängerung der Wirbelsäule.

22 Strecken Sie nun den linken Arm auf Schulterhöhe seitlich aus und lassen Sie dabei den Nacken vollkommen entspannt. Halten Sie die Hüften weiterhin parallel. Beugen Sie den rechten Ellbogen zur Seite und schieben Sie den linken Arm unter der rechten Achsel durch, bis Sie die linke Schulter bequem auf dem Boden ablegen können. Positionieren Sie dann die rechte Hand so, dass Sie damit Druck auf den Boden ausüben und die Dehnung so intensivieren können.

Halten Sie den Stretch für 40 Sekunden, bevor Sie die Position lösen und die Übung auf der anderen Seite wiederholen.

Effekt: Dehnt Schulter- und Nackenmuskulatur, stretcht Halsmuskulatur, entspannt den Geist.

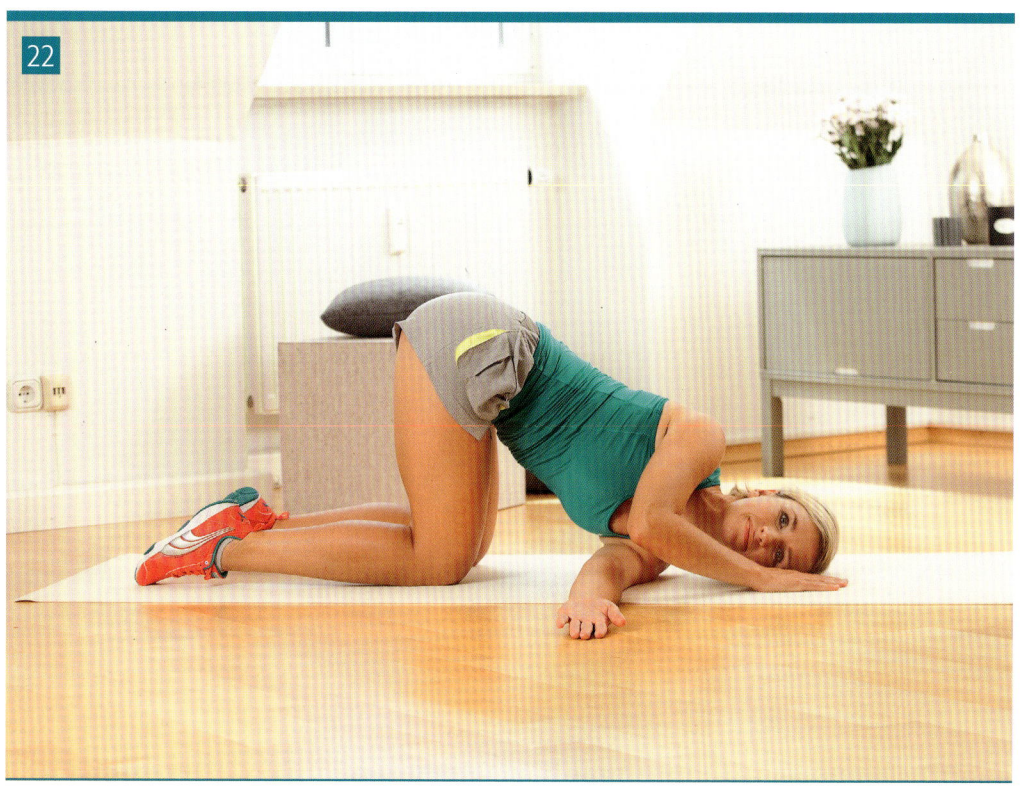

22

Dehnungen

Beginnen Sie in der Bauchlage. Halten Sie die Beine geschlossen und legen Sie die Fußrücken auf dem Boden ab. Legen Sie zunächst die Stirn auf den Händen ab. Ziehen Sie den Nabel nach innen und oben und aktivieren Sie Beckenboden- und Rückenmuskulatur. Positionieren Sie nun die Ellbogen unter den Schultergelenken und legen Sie die Unterarme auf dem Boden ab. Drücken Sie die Handflächen und Handteller in den Boden und drücken Sie sich aus den Schultern heraus nach oben, dabei den Blick nach vorne richten. Halten Sie die Position für 20 Sekunden.

23 Dann den Oberkörper wieder locker ablegen und die Stirn kurz auf den Händen ablegen. Setzen Sie dann die Hände unter den Schultergelenken auf den Boden und ziehen Sie die Ellbogen nach hinten. Die Schultern ebenfalls nach hinten und unten setzen. Spannen Sie dann die Rückenmuskulatur an und heben Sie den Oberkörper, so hoch es geht. Den Blick weiterhin nach vorne richten. Auf den Händen lastet nur sehr wenig Gewicht. Das Becken zum Boden drücken.

Lösen Sie nach 20 Sekunden wieder die Spannung und legen Sie die Stirn wieder auf den Händen ab.

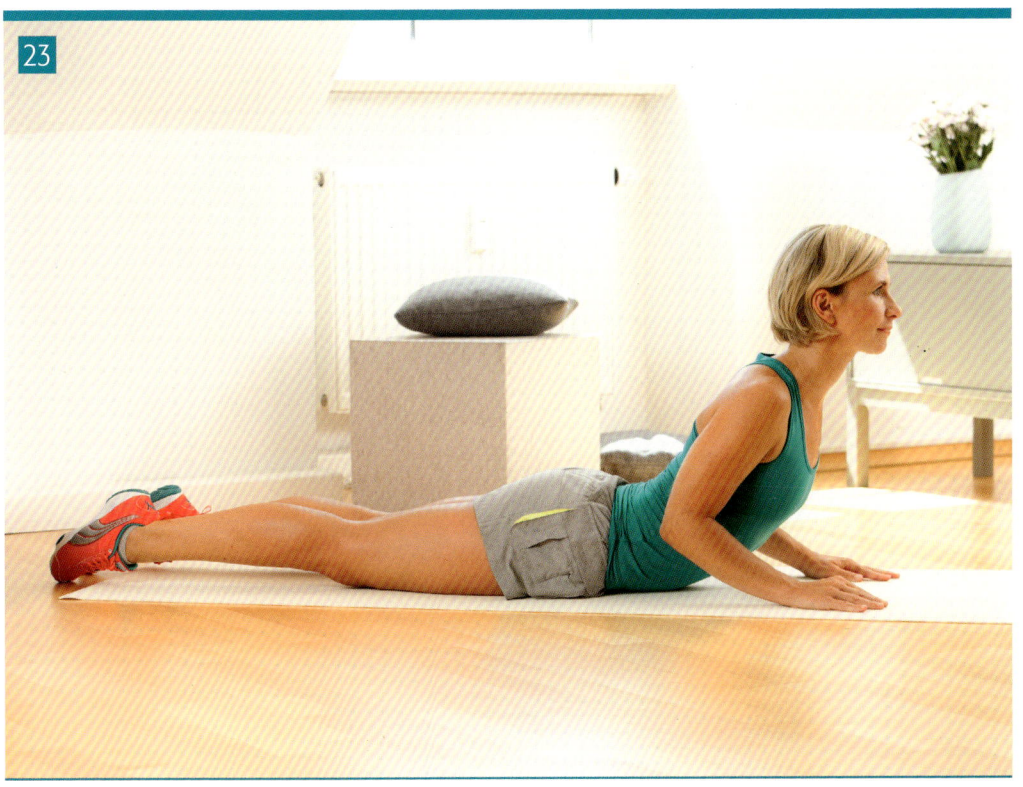

23

24 Wiederholen Sie den zweiten Teil der Bewegung noch mal und fahren Sie dann fort: Halten Sie die Beine jetzt hüftweit geöffnet und beugen Sie beide Knie. Greifen Sie dann nacheinander die Fußgelenke mit der rechten und der linken Hand von außen. Ziehen Sie die Schultern nochmals bewusst nach hinten und unten und spannen Sie sehr bewusst den Beckenboden an, um den unteren Rücken zu schützen. Drücken Sie dann mit den Fußgelenken gegen die Hände und richten Sie den Oberkörper auf, gleichzeitig die Knie weiter nach oben ziehen. Achten Sie darauf, dass der Abstand zwischen den Knien nicht größer wird.

Halten Sie die Position für drei Atemzüge und wiederholen Sie sie nach kurzer Pause noch mal.

25 Richten Sie sich anschließend zum Sitzen auf und winkeln Sie das rechte Bein an. Der rechte Fuß liegt am linken Innenschenkel, das rechte Knie berührt den Boden. Sie können gerne auch ein Kissen unterlegen.

Richten Sie den Rücken auf und drehen Sie den Oberkörper zum linken Bein. Neigen Sie

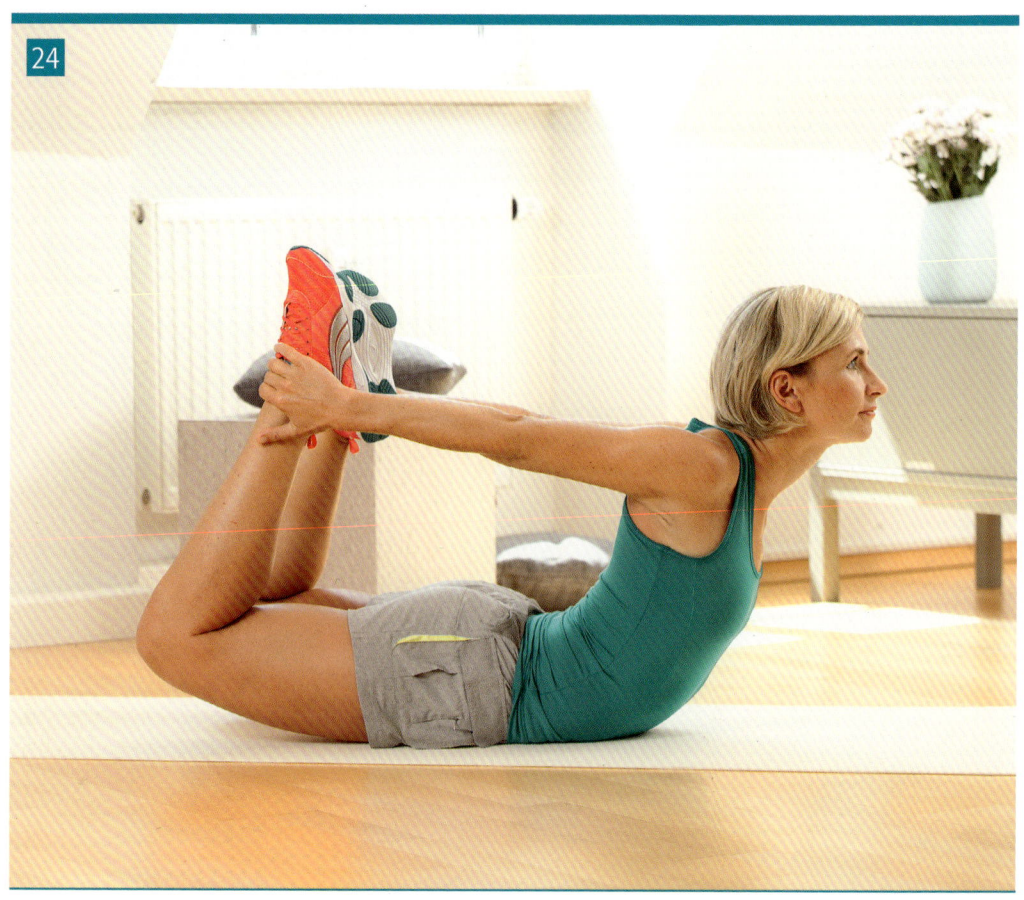

24

sich mit geradem Oberkörper über das linke Bein und halten Sie die tiefste Position für drei tiefe Atemzüge.

Richten Sie sich dann auf und drehen Sie den Oberkörper nach rechts. Neigen Sie den Oberkörper wie über einen riesigen Ball nach links und greifen Sie mit der rechten Hand die linken Zehenspitzen. Den rechten Arm nach vorne ausstrecken. Richten Sie sich wieder auf und wiederholen Sie die Sequenz zur anderen Seite.

Effekt: Streckt Brust und Bauch, dehnt die Hüften. Sorgt für eine bessere Haltung und schlankere Beine.

TIPP

Wenn Ihnen die Vorwärtsbeuge schwerfällt, können Sie das gestreckte Bein auch leicht beugen oder nur Schienbein oder Fußgelenk fassen. Gehen Sie sanft und behutsam in die Dehnung hinein!

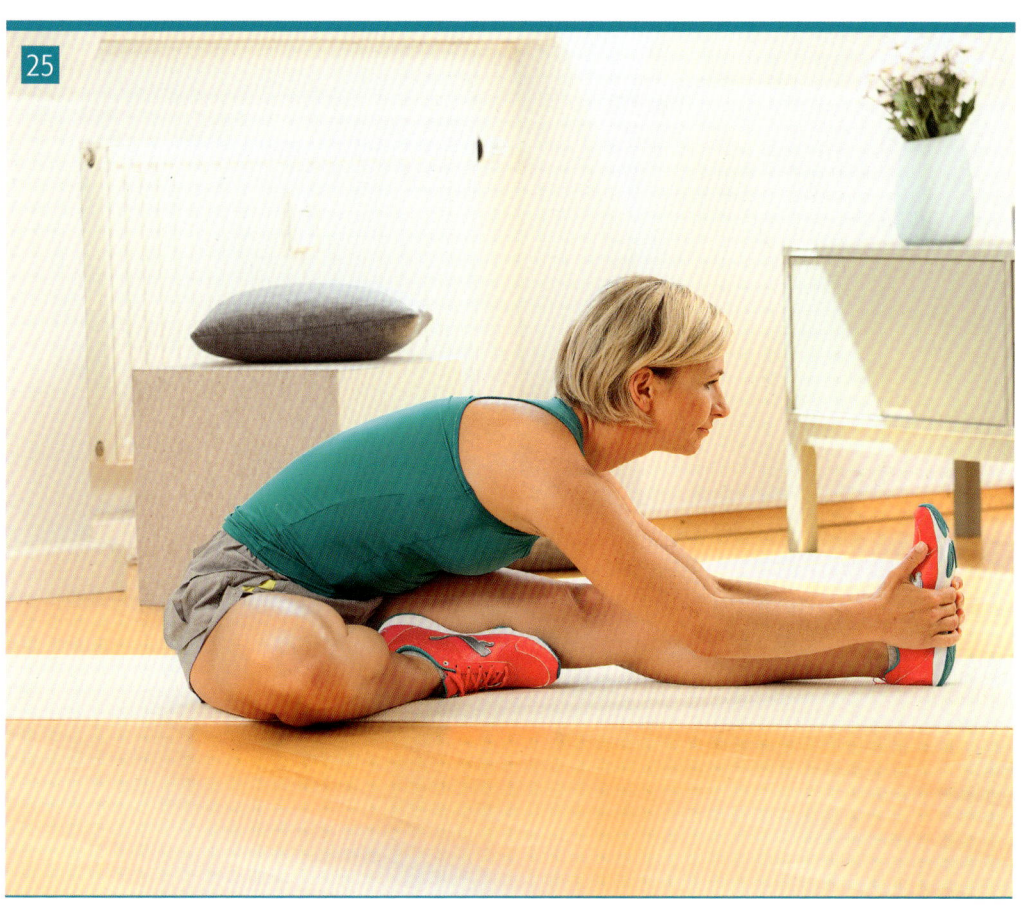

25

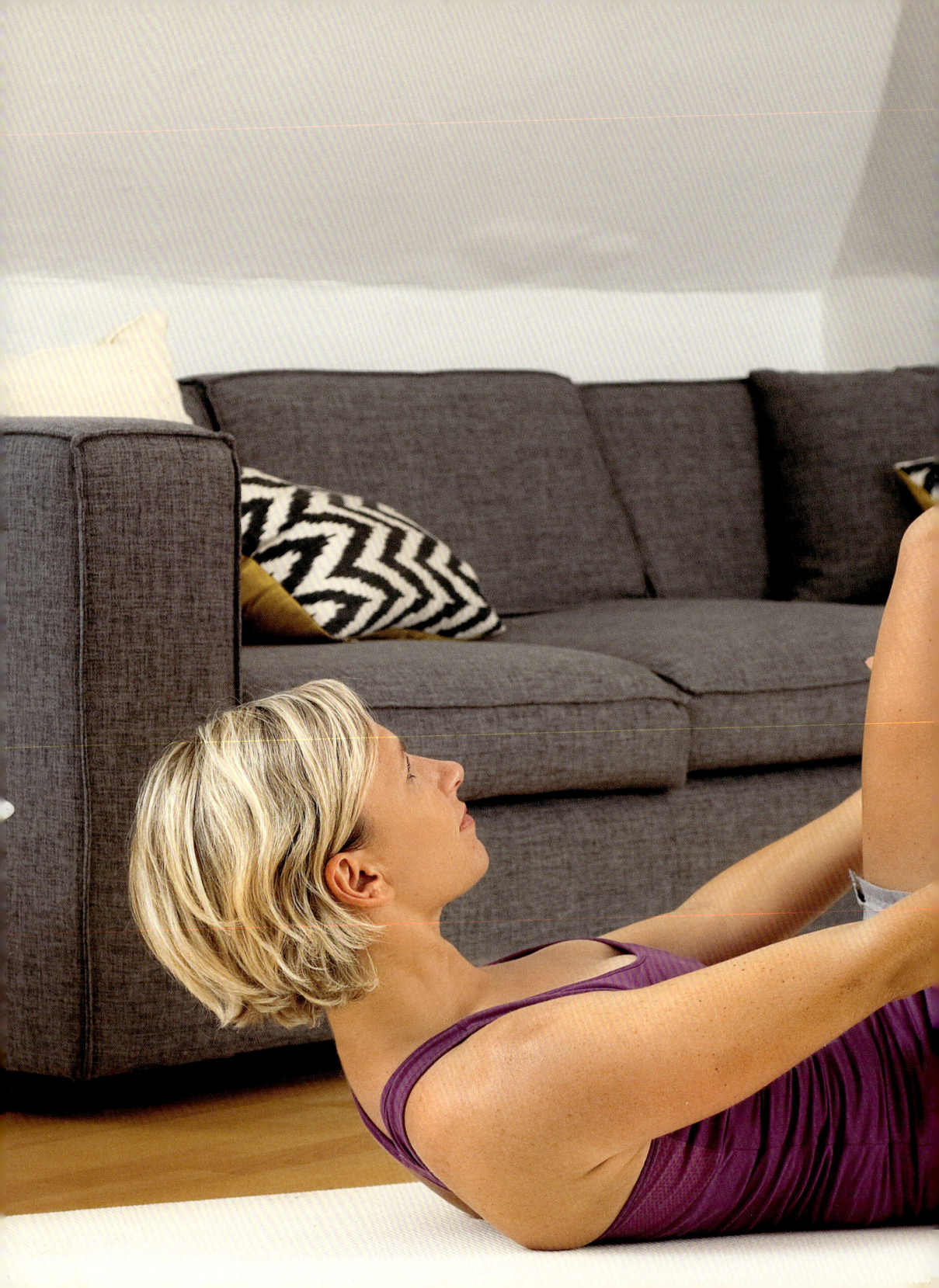

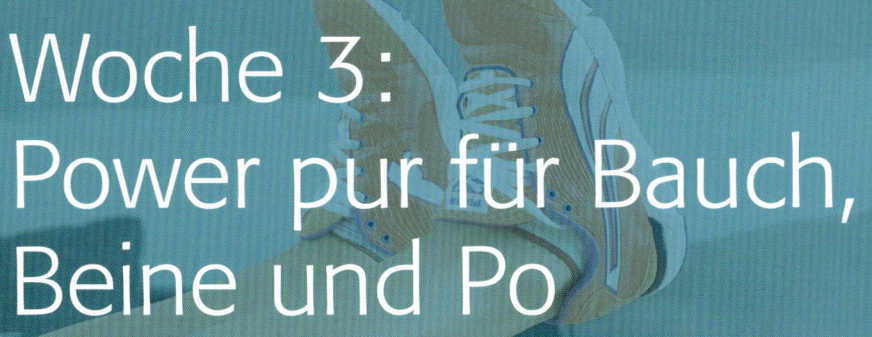

Woche 3:
Power pur für Bauch,
Beine und Po

Intensives Shaping der genannten Zonen steht diese Woche
im Vordergrund. Dynamische Bewegungen sorgen dafür, dass
der Stoffwechsel weiterhin aktiv bleibt. Halten Sie durch – die
Hälfte ist bereits geschafft!

Balancekick

1 Stellen Sie sich aufrecht hin, die Arme hängen locker neben dem Körper herab. Die Füße zunächst geschlossen halten. Spannen Sie Beckenboden und Bauch leicht an, halten Sie den Rücken aufrecht. Verlagern Sie dann das Gewicht langsam auf das linke Bein und heben Sie das rechte Knie bis auf Hüfthöhe an. Schultern nach hinten und unten setzen. Winkeln Sie nun beide Arme an und halten Sie die Hände gestreckt an den Schultern. Strecken Sie dann das rechte Bein und den linken Arm langsam und kontrolliert nach vorne aus, die linke Hand auf Schulterhöhe nach vorne ausstrecken und den rechten Ellbogen gleichzeitig nach hinten ziehen.

2 Beugen Sie dann das rechte Knie wieder und ziehen Sie den linken Arm heran; die linke Hand dabei wieder gerade durchstrecken und den Ellbogen beugen. Den Oberkörper jetzt aus der Hüfte heraus langsam und kontrolliert nach vorne neigen, das linke Knie leicht beugen. Tippen Sie mit den Fingerspitzen der rechten Hand auf den Boden und strecken Sie den linken Arm und das rechte Bein nach hinten aus.

Kommen Sie dann ohne Pause langsam wieder zum Stehen. Wiederholen Sie den Bewegungsablauf 10 Mal, dann die Seite wechseln. Machen Sie insgesamt zwei Durchgänge je Seite.

Effekt: Formt und strafft die vorderen Oberschenkel, verbessert Koordination und Balance.

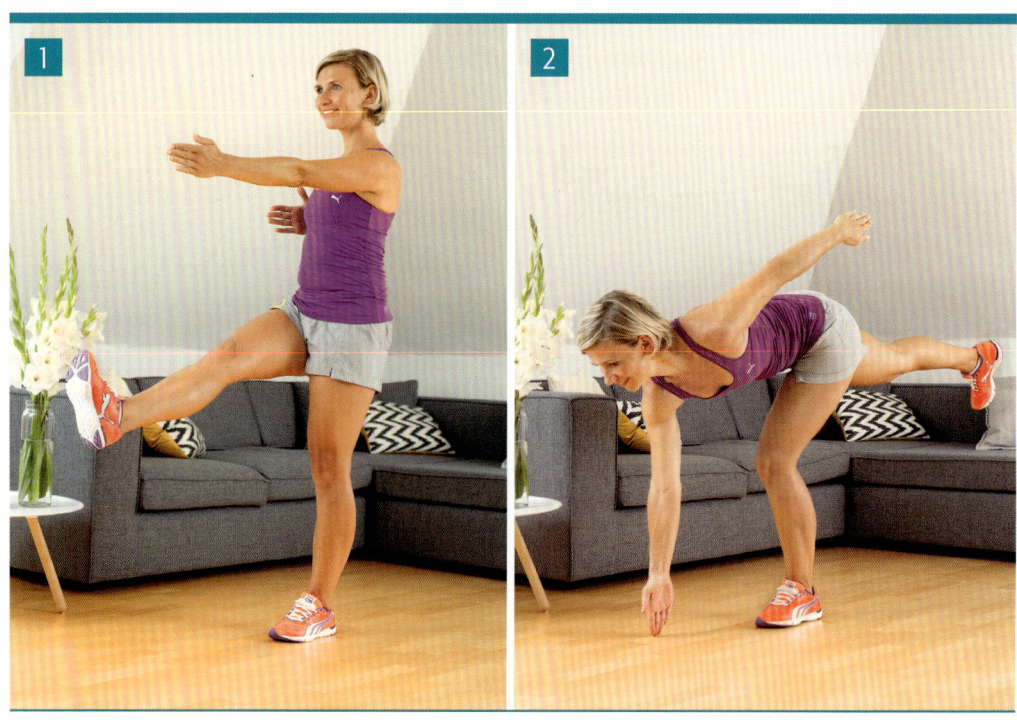

Beinkombi

3 Legen Sie sich auf die rechte Seite. Winkeln Sie beide Beine an, sodass Oberkörper und Oberschenkel sowie Oberschenkel und Waden 90-Grad-Winkel bilden. Halten Sie beide Hüfthälften senkrecht übereinander und legen Sie den Kopf auf dem rechten Unterarm locker ab. Hals- und Nackenmuskulatur entspannen.

Stützen Sie die linke Hand vor dem Körper auf den Boden. Heben Sie dann das linke Bein ein kleines Stück vom rechten Bein weg. Zehenspitzen anziehen. Stellen Sie sich vor, Sie würden ein Tablett auf dem linken Bein anheben wollen: Die Zehenspitzen zeigen nach vorne. Heben Sie dann das Bein an, so hoch es geht. Das Bein langsam wieder senken, aber nicht ablegen. Wiederholen Sie die Bewegung 20 Mal.

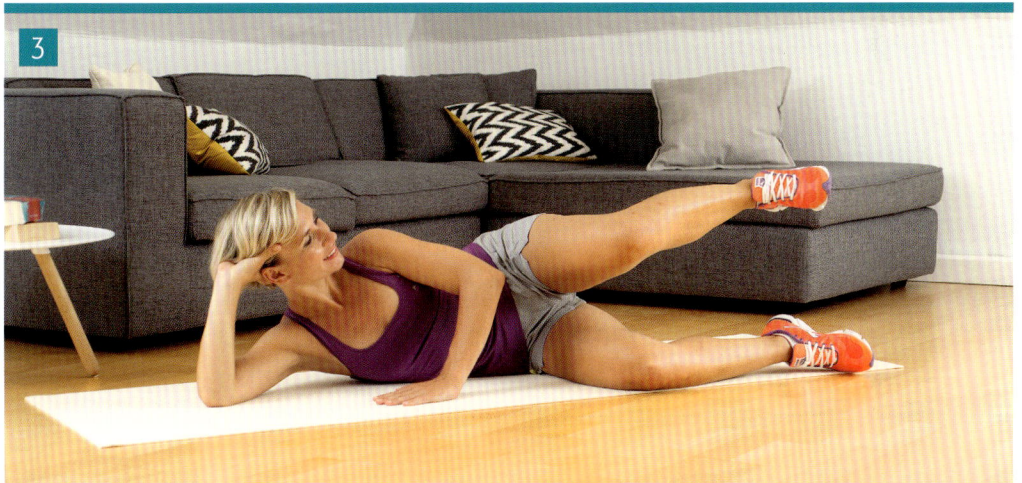

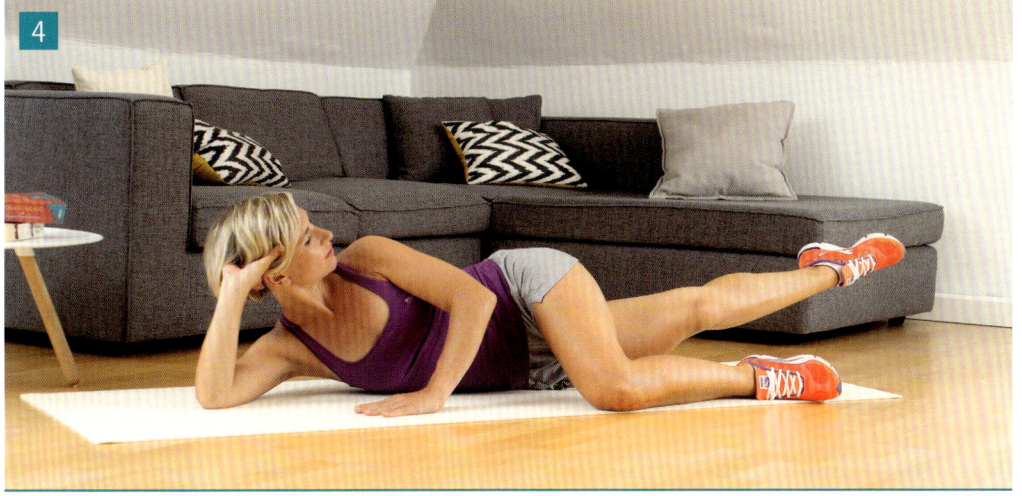

Strecken Sie anschließend das linke Bein in Verlängerung des Oberkörpers aus und strecken Sie auch die Zehenspitzen. Malen Sie dann mit der linken Fußspitze 20 kleine Kreise nach hinten.

4 Ziehen Sie dann das linke Knie wieder heran und legen Sie das Bein angewinkelt vor dem rechten Bein ab. Strecken Sie dann das rechte Bein in Verlängerung des Oberkörpers aus; der Oberkörper darf jetzt minimal nach vorne kippen. Lösen Sie das gestreckte rechte Bein vom Boden und heben Sie es langsam und gleichmäßig an, so gut es geht (s. S. 93).

Wiederholen Sie das 15 Mal, dann lösen und die Seite wechseln.

Effekt: Kräftigt und strafft die Außen- und Innenseiten der Oberschenkel und den Po.

Bodypower

Beginnen Sie mit der Übung im Vierfüßlerstand:

5 Stellen Sie die Handgelenke senkrecht unter den Schultern, die Knie senkrecht unter den Hüften auf. Achten Sie darauf, auch die Finger fest in den Boden zu drücken; die Mittelfinger zeigen nach vorne. Schieben Sie die unteren Rippen zueinander und spannen Sie den Beckenboden fest an. Drücken Sie sich bewusst aus den Schultern heraus nach oben. Heben Sie dann die Knie vom Boden und strecken Sie die Beine langsam durch, bis sich Beine und Oberkörper in einer Linie befinden. Halten Sie den Kopf in Verlängerung der Wirbelsäule, den Blick zum Boden richten. Verlagern Sie dann das Gewicht nach links und heben Sie den rechten Fuß vom Boden. Dann das Bein anheben, so hoch es mit geradem unterem Rücken möglich ist. Halten Sie die Hüften weiterhin parallel!

Dann das Bein langsam und kontrolliert wieder abstellen. Verlagern Sie das Gewicht nach rechts und heben Sie den linken Fuß an. Machen Sie das 10 Mal im Wechsel. Dann wieder beide Fußballen fest auf den Boden setzen und die Beine durchstrecken.

6 Ohne Pause mit einer Variante fortfahren: Verlagern Sie das Gewicht jetzt auf die rechte Hand. Heben Sie nun die linke Hand vom Boden weg und den Arm gestreckt an, so hoch es möglich ist. Achten Sie darauf, die Hüften weiterhin parallel zu halten. Die linke Schulter nach hinten ziehen.

Dann die Hand langsam und kontrolliert wieder abstellen, das Gewicht nach links verlagern und den rechten Arm heben. Wiederholen Sie das ebenfalls 10 Mal je Seite. Dann die Beine beugen, die Knie auf dem Boden abstellen und das Gesäß zu den Fersen schieben. Arme neben den Beinen ablegen und die Stirn zum Boden bringen. Machen Sie eine kurze Pause.

Wiederholen Sie die Übung ein zweites Mal.

Effekt: Fordert vor allem Rücken- und Bauchmuskeln, aber auch Arme und Schultern. Trainiert die Balance und die Koordination.

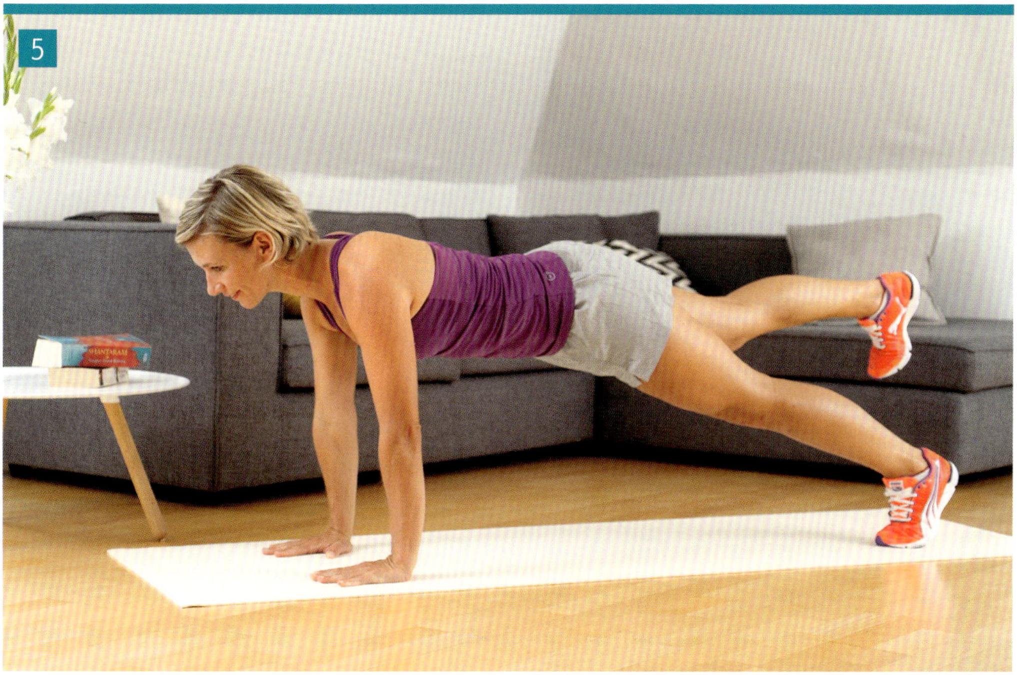

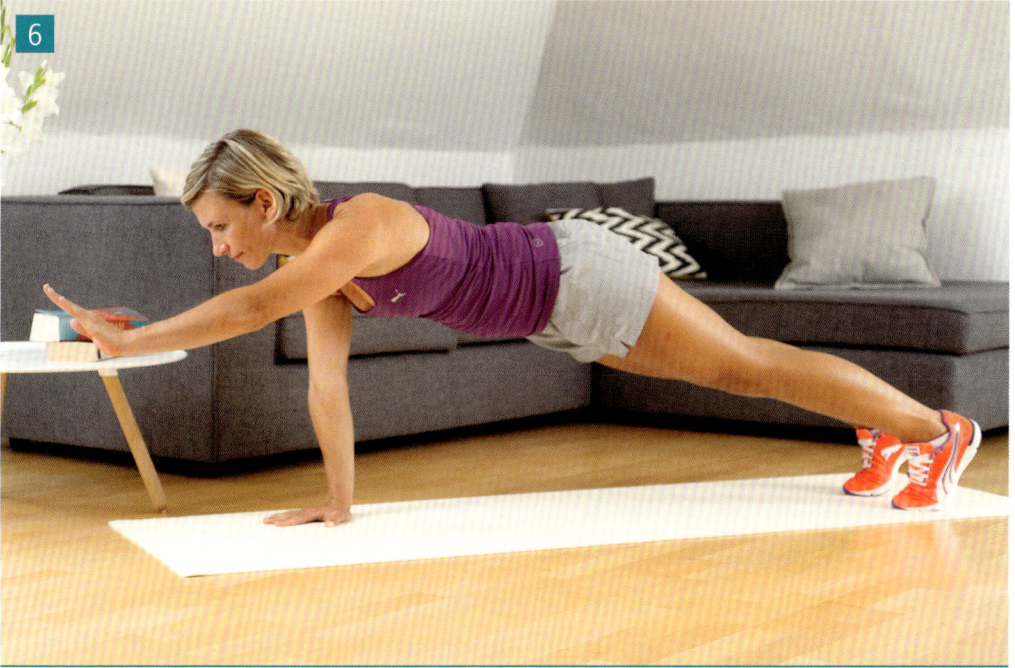

Coretraining

7 Fangen Sie auch mit dieser Übung wieder im Vierfüßlerstand an: Setzen Sie die Handgelenke senkrecht unter den Schultergelenken auf, Knie senkrecht unter den Hüftgelenken. Legen Sie die Fußrücken flach auf dem Boden ab. Spannen Sie Bauch und Beckenboden leicht an. Verlagern Sie das Gewicht auf die rechte Hand und das linke Bein. Lösen Sie linke Hand und rechtes Bein vom Boden. Strecken Sie linken Arm und rechtes Bein auf Höhe des Oberkörpers aus; Handfläche zeigt nach rechts.

8 Runden Sie langsam den Rücken und beugen Sie den linken Arm und das rechte Bein. Führen Sie linken Ellbogen und rechtes Knie langsam und kontrolliert unter dem Körper zueinander und ziehen Sie das Kinn zur Brust. Strecken Sie Arm und Bein langsam wieder aus. Wiederholen Sie die Bewegung 10 Mal.

9 Mit der nächsten Bewegung fortfahren: Halten Sie das rechte Bein auf Höhe des Oberkörpers, strecken Sie die Zehenspitzen und strecken Sie den linken Arm zur Seite aus. Den Rücken dabei gerade halten.

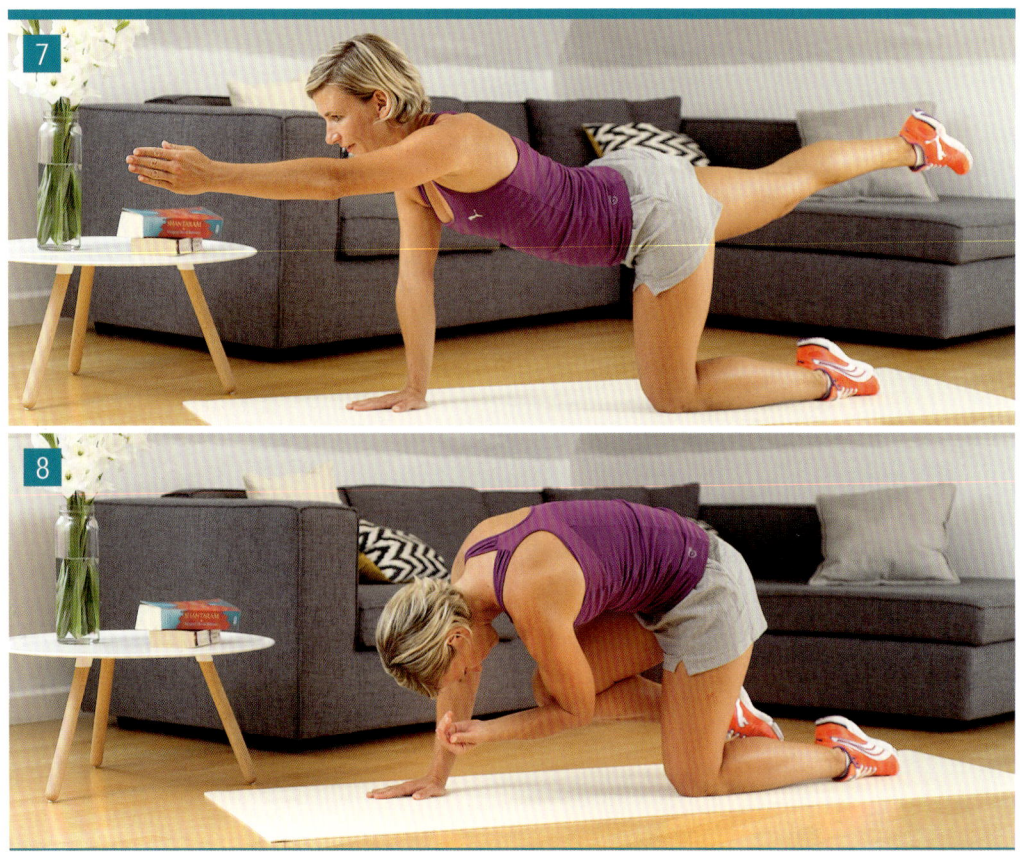

10 Beugen Sie dann den rechten Ellbogen und schieben Sie gleichzeitig den linken Arm unter dem rechten hindurch, aber legen Sie den Arm nicht ab. Den Blick ebenfalls nach rechts richten. Drücken Sie sich mit dem rechten Arm wieder hoch und strecken Sie den linken Arm wieder nach links aus, die Handfläche zeigt nach unten.

Wiederholen Sie die Bewegung 10 Mal, anschließend in den Vierfüßlerstand kommen, kurz relaxen und die Übung auf der anderen Seite wiederholen.

Effekt: Trainiert Schulter- und Armmuskulatur sowie Coremuskeln an Bauch und Rücken. Verbessert Koordination, Haltung und Gleichgewicht.

TIPP Wenn Sie Probleme haben, beim zweiten Teil der Übung das Gleichgewicht zu halten, setzen Sie die Fußspitze des ausgestreckten Beins auf dem Boden ab. Versuchen Sie aber jedes Mal einige Wiederholungen mit angehobenem Bein zu machen!

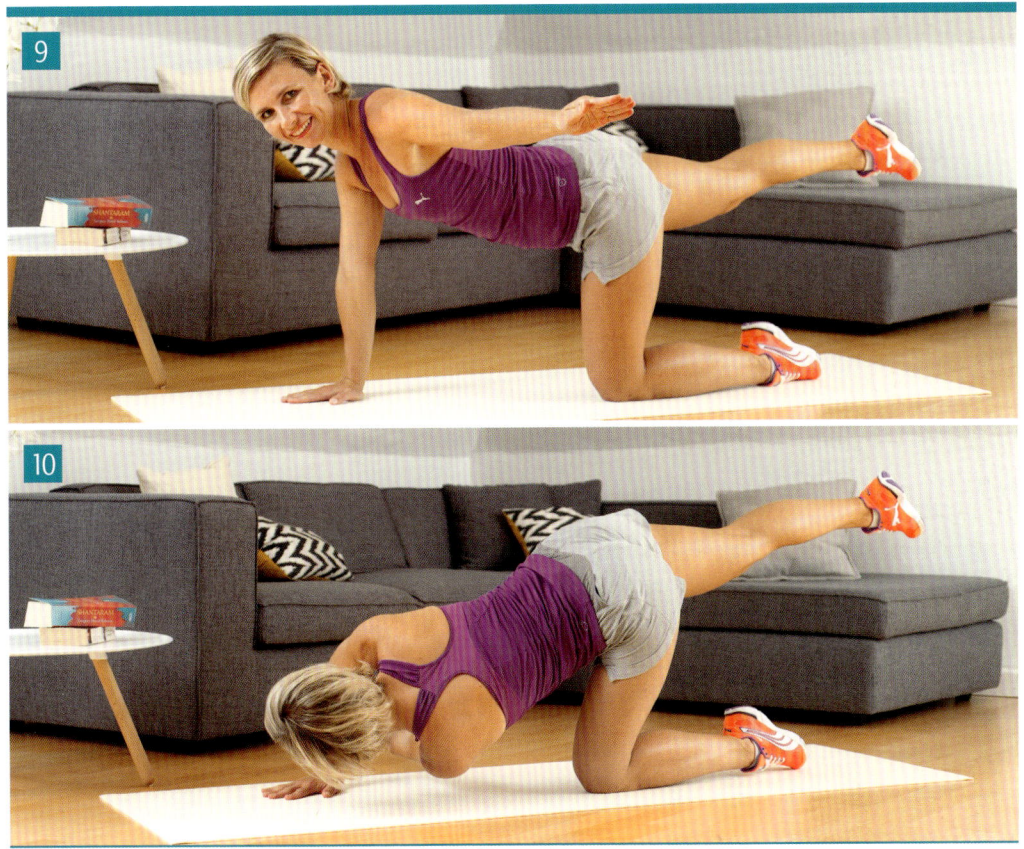

Hiplift

11 Legen Sie sich auf den Rücken. Winkeln Sie beide Beine an und stellen Sie die Füße etwa 30 Zentimeter vor dem Gesäß flach auf den Boden. Der Abstand zwischen den Knien sollte etwa eine Faustbreit betragen. Legen Sie die Arme locker neben dem Körper auf den Boden, die Handflächen zeigen nach unten. Entspannen Sie Nacken und Halspartie. Kippen Sie das Becken leicht auf und spannen Sie Bauch und Beckenboden leicht an. Den Blick entspannt nach oben richten. Bauen Sie Spannung in Beinen und Po auf und heben Sie dann das Becken ein Stück vom Boden weg. Erhöhen Sie die Körperspannung in Gesäß und hinteren Oberschenkeln und heben Sie das Becken nun an, bis sich Oberschenkel und Oberkörper auf einer Ebene befinden.

Senken Sie das Becken langsam und kontrolliert bis knapp über dem Boden ab und heben Sie es dann wieder an. Insgesamt sollten Sie 20 Wiederholungen machen.

12 Legen Sie dann das Becken ab und lösen Sie den rechten Fuß vom Boden. Strecken Sie das rechte Bein gerade durch. Die Hüften dabei weiterhin parallel halten, Oberschenkel nebeneinander. Heben Sie dann das Becken wieder an, ohne die Hüfte zu kippen, bis beide Oberschenkel auf einer Ebene mit dem Oberkörper sind. Langsam wieder senken, aber nicht mehr ablegen. Nach 10 Wiederholungen die Seite wechseln. Insgesamt zwei Durchgänge.

Effekt: Strafft den Po, formt die hinteren Oberschenkel, verbessert das Gleichgewicht.

Trizepskick

13 Legen Sie sich auf den Rücken. Die Beine anwinkeln und die Füße knapp 30 Zentimeter vor dem Gesäß in den Boden drücken. Die Arme ganz eng neben dem Körper halten. Bauch und Beckenboden aktivieren, den Nabel nach innen und oben ziehen. Winkeln Sie dann die Arme im 90-Grad-Winkel an, die Handflächen zeigen zueinander und die Fingerspitzen nach oben. Ziehen Sie die Schultern nach hinten und unten. Drücken Sie die Ellbogen leicht in den Boden. Geben Sie mehr Druck mit den Ellbogen auf den Boden und heben Sie den Oberkörper gerade an, den Rücken unbedingt gestreckt halten.

Senken Sie den Oberkörper langsam und kontrolliert ab, bis Sie wieder auf dem Boden liegen. Die Grundspannung in den Armen dabei halten.

Drücken Sie sich insgesamt 10 Mal nach oben und wiederholen Sie die Übung nach einer kurzen Pause noch einmal.

Effekt: Stärkt Schultern und Arme, festigt den Trizeps.

TIPP Sollten Ihre Ellbogen bei der Übung schmerzen, können Sie eine Decke unterlegen. Manchmal ist auch der Winkel von Ober- zu Unterarmen ungünstig: Winkeln Sie dann die Arme etwas mehr oder etwas weniger an und versuchen Sie, ob sich das Druckgefühl verändert.

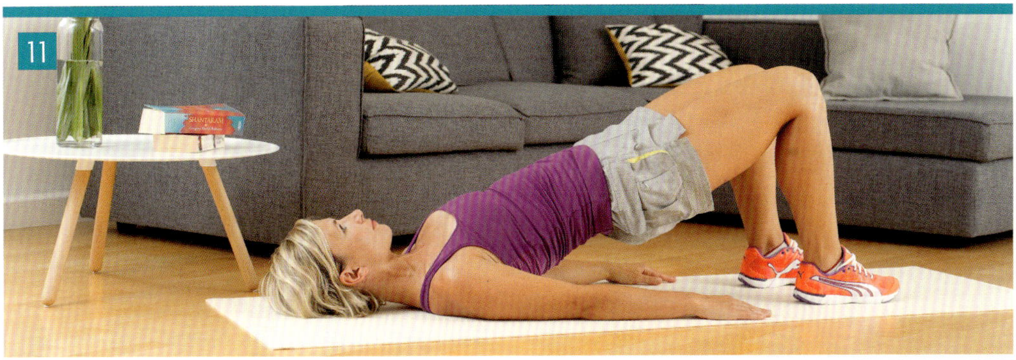

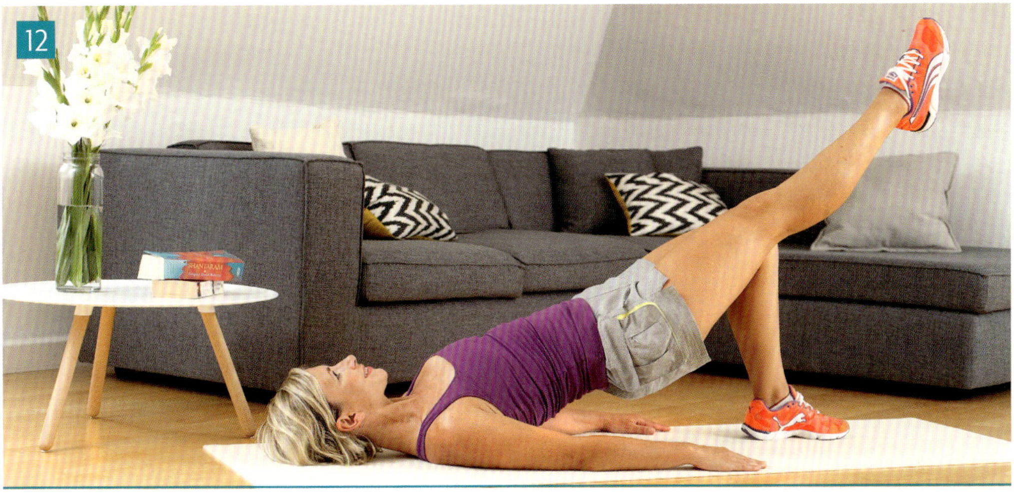

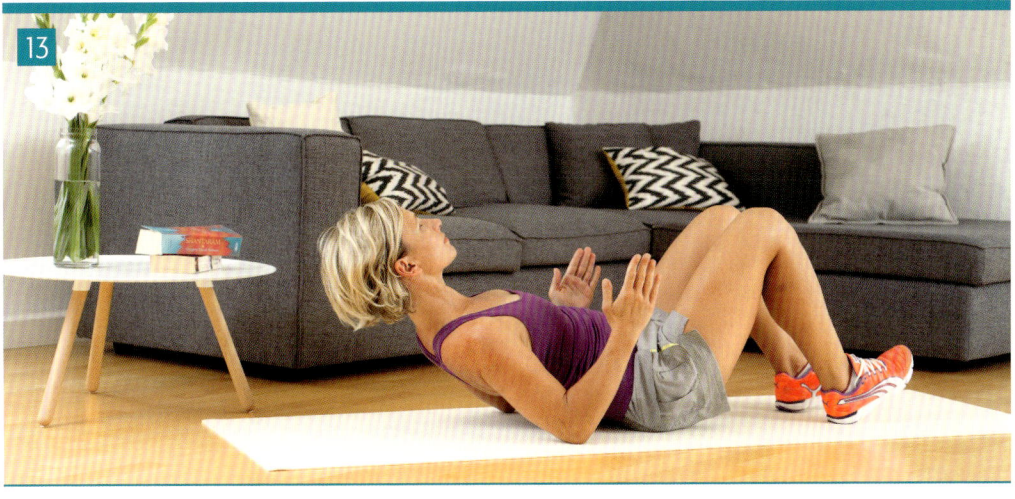

Bauchcurl

14 Beginnen Sie die Übung im Fersensitz. Halten Sie dazu die Beine geschlossen, vor allem die Knie sollten sich unbedingt berühren. Die Fußrücken auf dem Boden ablegen. Sitzen Sie aufrecht. Wenn das Gesäß nicht auf den Beinen zu sitzen kommt oder Sie Druckschmerz in den Knien spüren, legen Sie sich eine zusammengelegte Decke oder ein kleines Kissen zwischen Po und Beine. Schultern nach hinten und unten ziehen, Bauch und Beckenboden leicht anspannen. Ballen Sie die Hände zu Fäusten und stützen Sie diese direkt vor den Knien auf dem Boden ab. Drücken Sie sich aus den Schultern kraftvoll nach oben. Die Daumen zeigen zueinander. Halten Sie den Rücken dabei gerade.

15 Verlagern Sie dann das Gewicht nach vorne, bis sich das Gesäß automatisch anhebt. Verlagern Sie das Gewicht noch ein gutes Stück weiter nach vorne und runden Sie den Rücken jetzt leicht. Das Becken bewusst nach vorne kippen. Spannen Sie den Bauch fest an und heben Sie dann das Gesäß hoch an. Den Kopf jetzt locker hängen lassen.

Senken Sie dann den Po wieder, aber setzen Sie sich nicht mehr ab. Machen Sie zwei Durchgänge mit je 15 Wiederholungen und dazwischen eine kurze Pause.

Effekt: Diese Übung kräftigt die tief liegenden und geraden Schichten der Bauchmuskulatur und den Beckenboden, stärkt die Schultern.

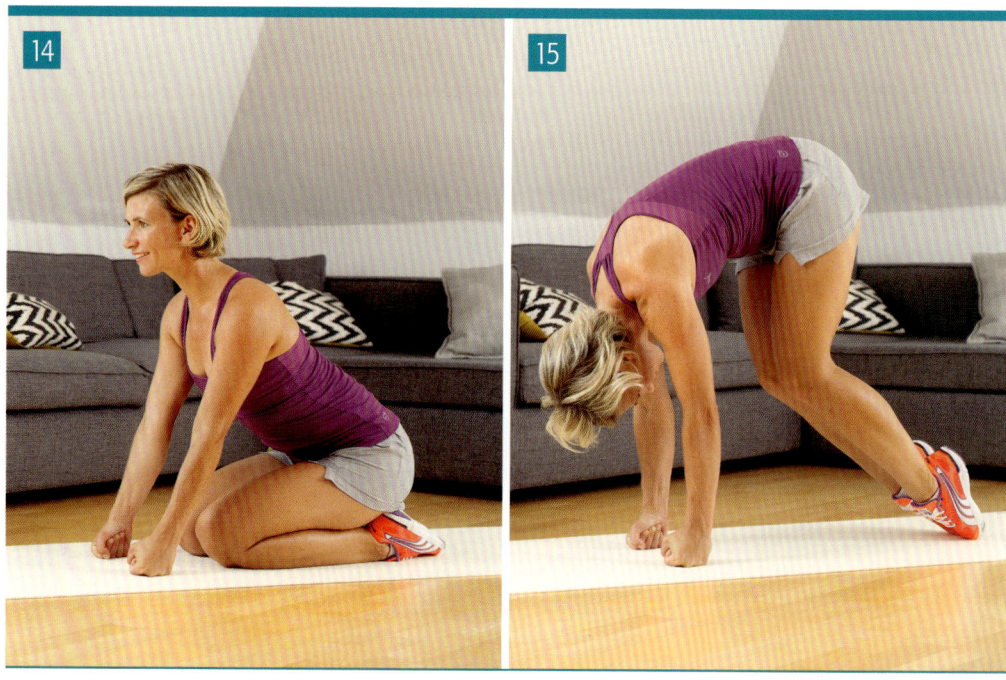

Bauchjump

16 Setzen Sie sich auf die Unterschenkel und legen Sie die Fußrücken flach auf den Boden. Halten Sie den Rücken gerade und lassen Sie die Arme locker neben dem Körper hängen. Bauch und Beckenboden aktivieren.

Erhöhen Sie die Anspannung in Bauch und Rücken. Ziehen Sie dann die Arme mit Schwung nach vorne und springen Sie mit einem kraftvollen, schnellen Jump in die Hocke. Die Arme dazu nach vorne ausstrecken.

Setzen Sie dann die Knie nacheinander und ohne Schwung wieder auf den Boden zurück, kommen Sie wieder in den Fersensitz und schließen Sie die nächste Wiederholung an.

Insgesamt 8 Mal, dann eine kurze Pause machen und anschließend noch mal wiederholen.

Effekt: Trainiert Bauch, Beine und Po sehr intensiv. Regt die Fettverbrennung an.

TIPP Wenn Sie den Sprung nicht auf Anhieb hinbekommen, stellen Sie im Fersensitz bereits die Fußballen auf und ziehen Sie mit den Armen von weit hinter dem Körper durch, um mehr Schwung zu nehmen. Sind Sie ganz ungeübt, können Sie auch mit einer schwungvollen Aufrollbewegung in die Hocke kommen. Versuchen Sie sich aber trotzdem jedes Mal wieder an dem Sprung, denn er ist sehr effektiv.

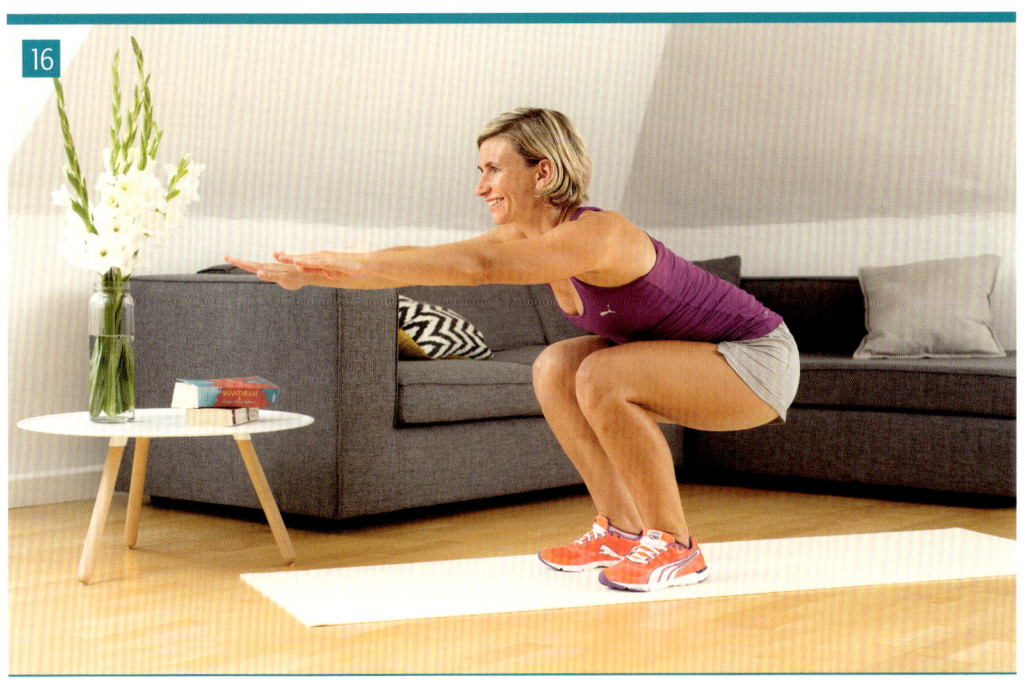

Rückenkombi

17 Legen Sie sich auf den Bauch, die Beine dabei geschlossen halten und den Beckenboden leicht anspannen. Legen Sie die Handflächen an den Hinterkopf und ziehen Sie die Ellbogen weit nach außen. Die Stirn leicht vom Boden lösen. Dann den Oberkörper aus der Kraft der Rückenmuskulatur heraus langsam anheben, so hoch es geht. Den Oberkörper wieder absenken, aber nicht mehr ablegen.

Wiederholen Sie die Bewegung 15 Mal. Halten Sie den Oberkörper nach der letzten Wiederholung knapp über dem Boden und strecken Sie nun die Arme nach vorne aus. Dabei die Schultern nach hinten ziehen und die Handflächen zueinander zeigen lassen. Beugen Sie dann die Ellbogen und ziehen Sie die Arme seitlich neben dem Körper nach hinten. Strecken Sie dann die Arme wieder nach vorne aus und wiederholen Sie die Bewegung 15 Mal. Legen Sie anschließend den Kopf kurz auf den Händen ab, bevor Sie mit dem nächsten Übungsteil fortfahren.

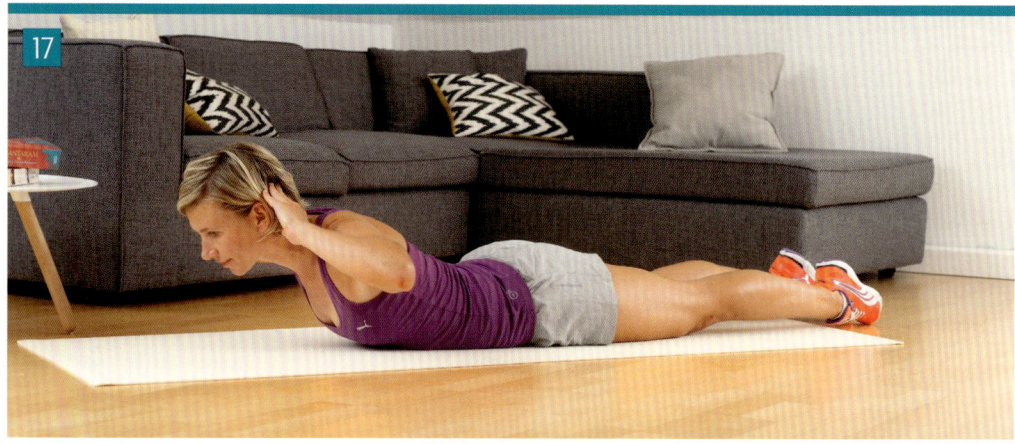

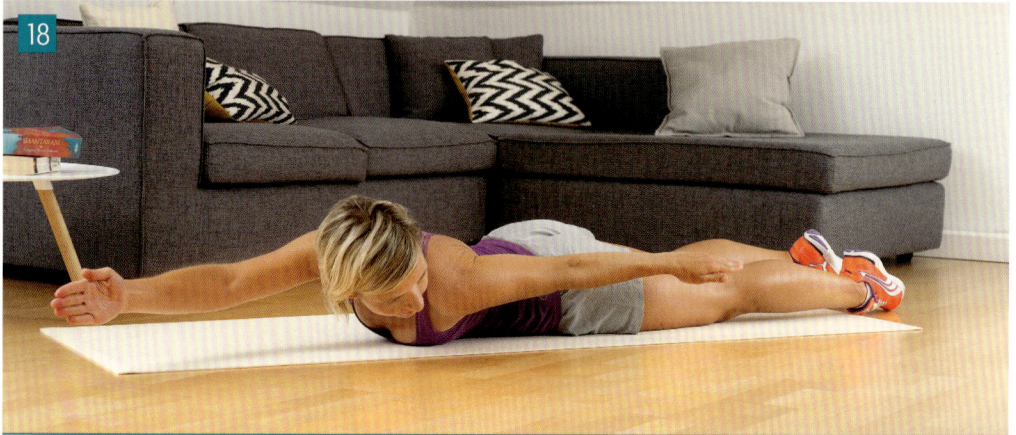

18 Strecken Sie den linken Arm neben dem Körper in Richtung Füße, den rechten Arm nach vorne aus und heben Sie Arme und Oberkörper an. Die Beine geschlossen halten, den Beckenboden weiterhin aktivieren. Neigen Sie dann den Oberkörper und den linken Arm so weit wie möglich nach links. Zurück zur Mitte, dann den linken Arm in Richtung Füße, den linken Arm nach vorne ziehen und die Bewegung zur anderen Seite wiederholen. 10 Mal im Wechsel, insgesamt zwei Durchgänge machen.

Effekt: Kräftigt den Rücken und die Taille, verbessert die Haltung, stärkt die Arme.

Schenkelstretches

19 Legen Sie sich entspannt auf den Rücken. Beugen Sie zunächst beide Beine, die Fuß-sohlen flach auf den Boden stellen. Ziehen Sie dann das linke Bein zuerst zur Brust und greifen Sie dann mit der linken Hand den linken Fuß von außen; das Becken dabei liegen lassen. Ziehen Sie das linke Knie nun sanft neben den Brustkorb in Richtung Achsel. Atmen Sie weiter tief durch, das Becken auf dem Boden halten.

Halten Sie die Dehnung für 20 Sekunden, dann lösen und mit dem anderen Bein wiederholen.

Machen Sie weiter mit der folgenden Kombination:

Zuerst das linke Knie zur Brust ziehen, das rechte Bein bleibt gebeugt und der rechte Fuß flach auf dem Boden. Greifen Sie den linken Oberschenkel und strecken Sie das linke Bein durch, so gut es geht.

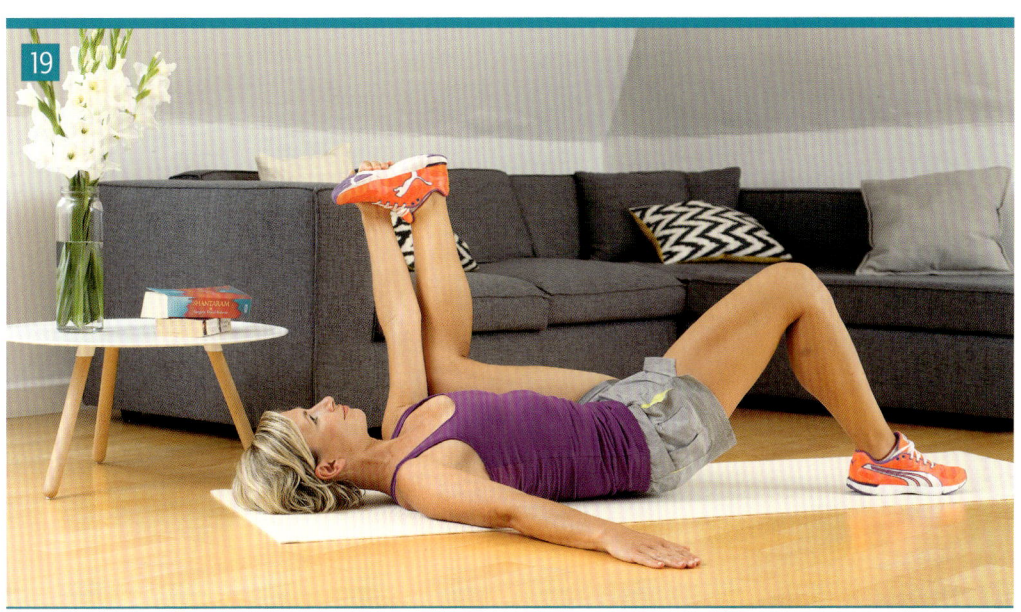

20 Halten Sie die Dehnung für 20 Sekunden, bevor Sie, wenn möglich, das rechte Bein am Boden ausstrecken. Achten Sie darauf, dass die Hüften komplett auf dem Boden liegen bleiben und parallel ausgerichtet sind. Auch der Kopf sollte entspannt auf dem Boden liegen; die Nackenmuskulatur ebenfalls locker lassen. Halten Sie die Dehnung mit gestrecktem Bein 20 Sekunden lang, dann das rechte Bein wieder beugen. Müssen Sie das Becken in irgendeiner Weise bewegen, um die Übung mit gestrecktem Bein durchführen zu können, bleiben Sie lieber für weitere 20 Sekunden bei der vorigen Haltung mit gebeugtem Bein.

21 Beugen Sie jetzt das rechte Knie wieder und dann auch das linke Bein. Legen Sie das linke Fußgelenk auf den rechten Oberschenkel knapp über dem Knie. Greifen Sie den rechten Oberschenkel mit beiden Händen. Lösen Sie dann den rechten Fuß vom Boden und heben Sie das rechte Bein angewinkelt an, bis Sie eine sanfte Dehnung in der linken Gesäßhälfte spüren. Halten Sie die Dehnung für 30 Sekunden, dann langsam lösen und die Seite wechseln.

Effekt: Dehnt die Hüften, die Beinrückseiten und das Gesäß. Verbessert die Haltung, die Beweglichkeit und die Ausstrahlung.

Rückendehnung

22 Legen Sie sich auf den Rücken und stellen Sie die Füße zunächst flach auf den Boden. Heben Sie dann das linke Bein an und schlagen Sie es locker über das rechte Bein. Wenn möglich, verhaken Sie den linken Fuß unter der rechten Wade. Strecken Sie beide Arme auf Schulterhöhe zu den Seiten aus, die Schultern und den Nacken dabei locker lassen. Spannen Sie den Beckenboden leicht an.

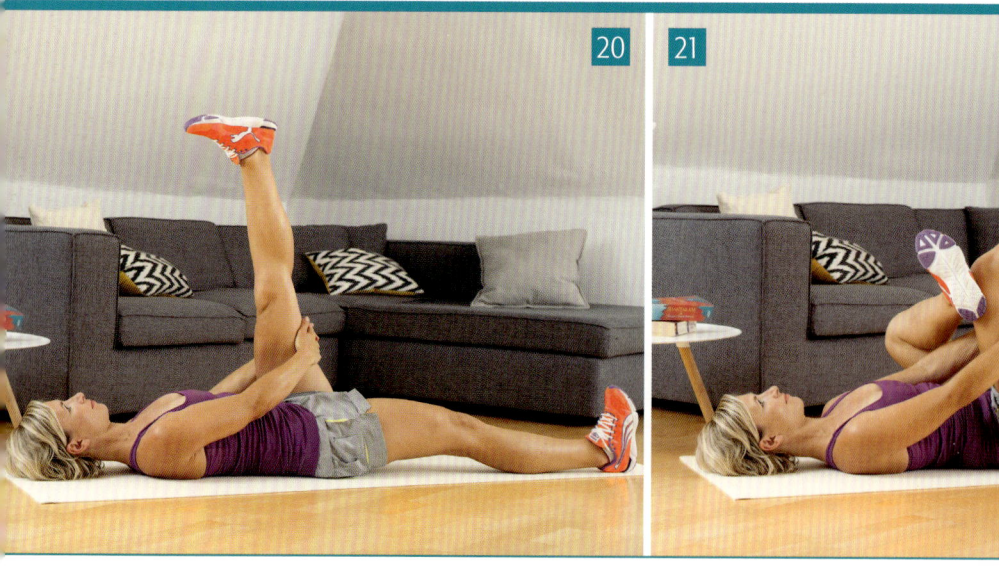

23 Geben Sie etwas Druck in den rechten Fuß, heben Sie das Becken leicht an und setzen Sie das Gesäß etwas nach links. Lassen Sie dann die Knie locker nach rechts fallen und drehen Sie den Kopf nach links. Atmen Sie tief ein und aus und schließen Sie die Augen, um sich besser zu entspannen. Halten Sie die Dehnung für 30 Sekunden und achten Sie darauf, dass vor allem die Schultern auf dem Boden liegen; die Knie dürfen, müssen aber nicht den Boden berühren.

Effekt: Mobilisiert die Wirbelsäule, verbessert die Beweglichkeit und die Haltung.

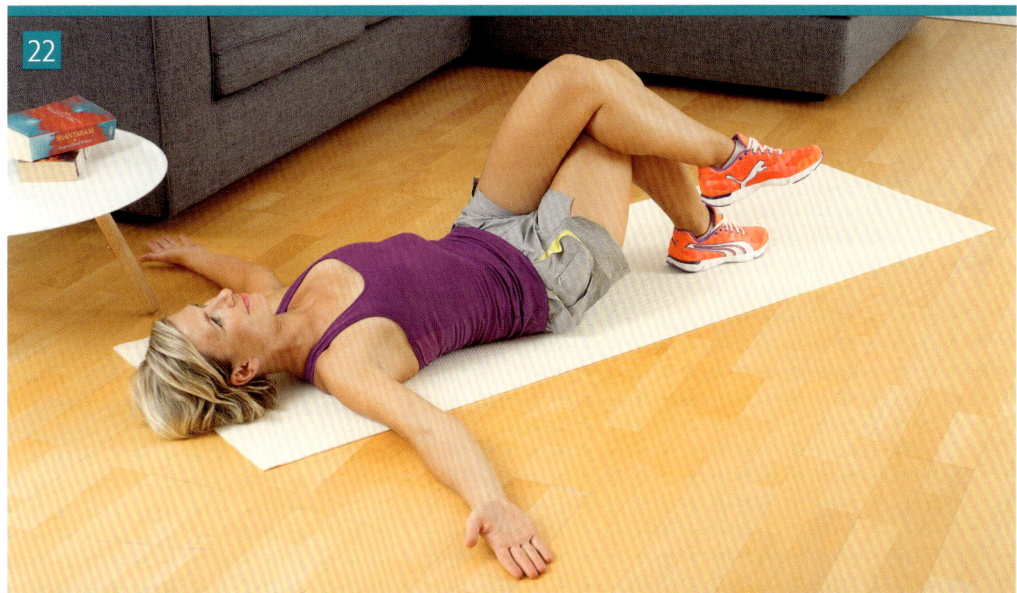

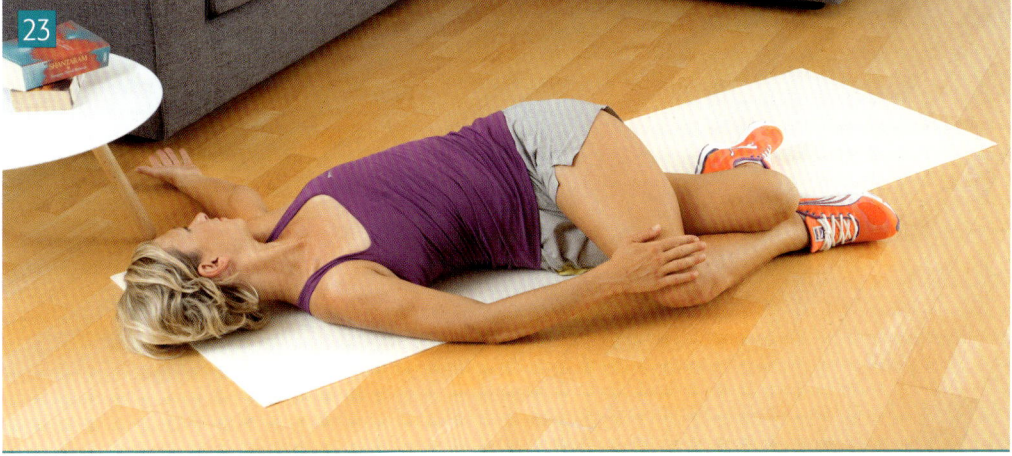

Yoga-Stretching

Beginnen Sie in der Rückenlage. Halten Sie die Beine geschlossen und die Arme neben dem Körper. Ziehen Sie dann die Knie zur Brust heran und heben Sie das Becken vom Boden weg. Stützen Sie den unteren Rücken mit beiden Händen ab und setzen Sie die Schulterblätter enger zusammen. Strecken Sie die Beine langsam senkrecht nach oben aus. Das Gewicht sollte nun auf den Schultern ruhen, keinesfalls auf dem Nacken. Halten Sie die Position für fünf tiefe Atemzüge.

24 Senken Sie dann die Beine nacheinander langsam zum Boden ab. Die Fußspitzen sollten den Boden berühren. Spannen Sie den Beckenboden an und heben Sie das Becken langsam höher; die Arme nun neben dem Körper ausstrecken. Halten Sie die Position für drei tiefe Atemzüge.

25 Rollen Sie sich dann langsam mit gebeugten Beinen zurück auf den Rücken und strecken Sie die Beine am Boden entlang aus. Legen Sie beide Hände von außen ans Gesäß und positionieren Sie die Ellbogen eng am Körper. Spannen Sie den Beckenboden fest an und halten Sie die Beine geschlossen, die Fußspitzen anziehen. Ziehen Sie die Schultern zurück, stützen Sie sich auf die Ellbogen und heben Sie aus der Rückenkraft heraus den Oberkörper an. Den Kopf locker in den Nacken sinken lassen und den Scheitelpunkt, wenn möglich, auf den Boden setzen. Geben Sie nur sehr wenig Gewicht auf den Kopf und versuchen Sie, die Hauptlast mit der Rückenmuskulatur zu halten! Bleiben Sie für drei Atemzüge in der Haltung.

Drücken Sie sich dann aus den Ellbogen nach oben, um die Haltung aufzulösen.

26 Legen Sie sich auf den Rücken, legen Sie die Arme locker neben dem Körper ab und entspannen Sie die Füße. Schließen Sie die Augen und drehen Sie dann die Handflächen nach oben.

Gehen Sie dann im Geist den ganzen Körper von den Füßen bis zum Kopf durch und widmen Sie jedem Körperteil einen kompletten Atemzug, bei dem Sie mit der Einatmung die Anspannung lösen und mit der Ausatmung die Anspannung ausatmen. Denken Sie auch an Ihre Gesichts- und Kaumuskulatur.
Fühlen Sie anschließend noch für fünf Atemzüge lang der Übung nach, bevor Sie wieder die Augen öffnen. Rollen Sie sich dann zur rechten Seite, ziehen Sie die Knie heran. Wenn Sie wieder vollkommen wach sind, drücken Sie sich mit der linken Hand zum Sitzen nach oben.

Effekt: Verbessert den Blutrückfluss zum Herzen und die Versorgung des Gehirns mit Blut. Entspannt den Geist. Hilft, besser zu fokussieren.

TIPP Nach dieser Übung wäre ein guter Moment, um im Schneidersitz mit überkreuzten Beinen ein Mantra zu visualisieren: Schließen Sie die Augen und sagen Sie sich: »Diese Übungen helfen mir, meinen Körper fitzuhalten.« Stellen Sie sich detailliert vor, wie Sie aussehen werden, wenn Sie Ihre Bestform erreicht haben!

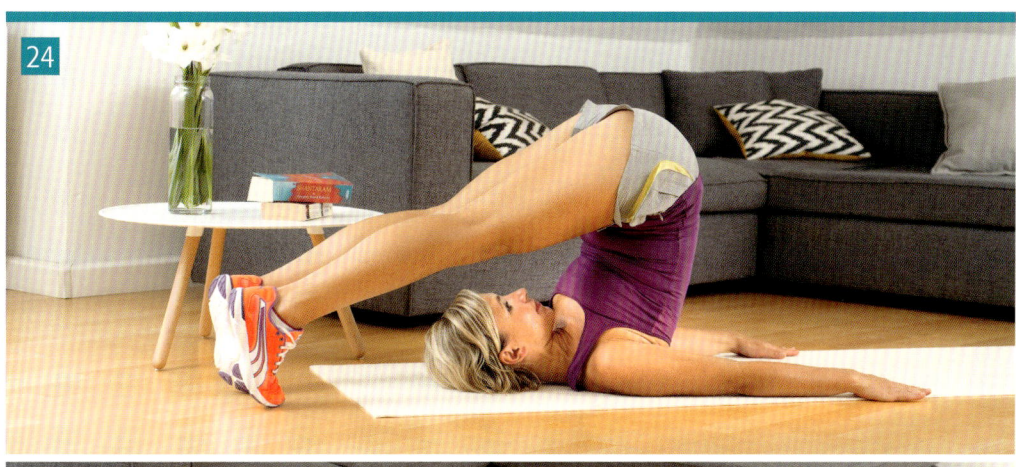

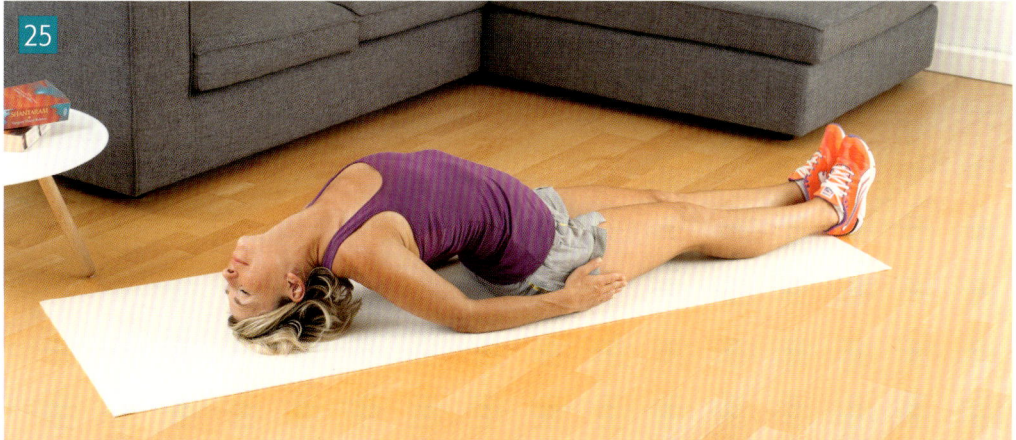

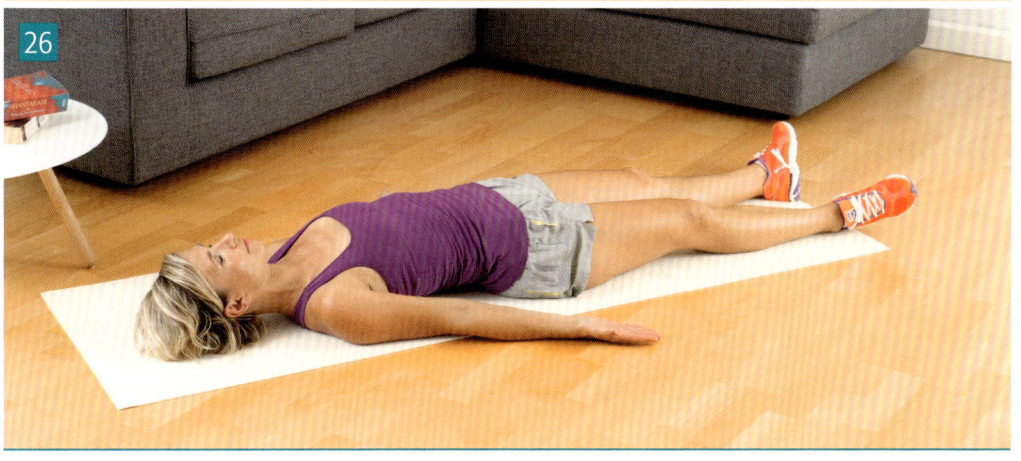

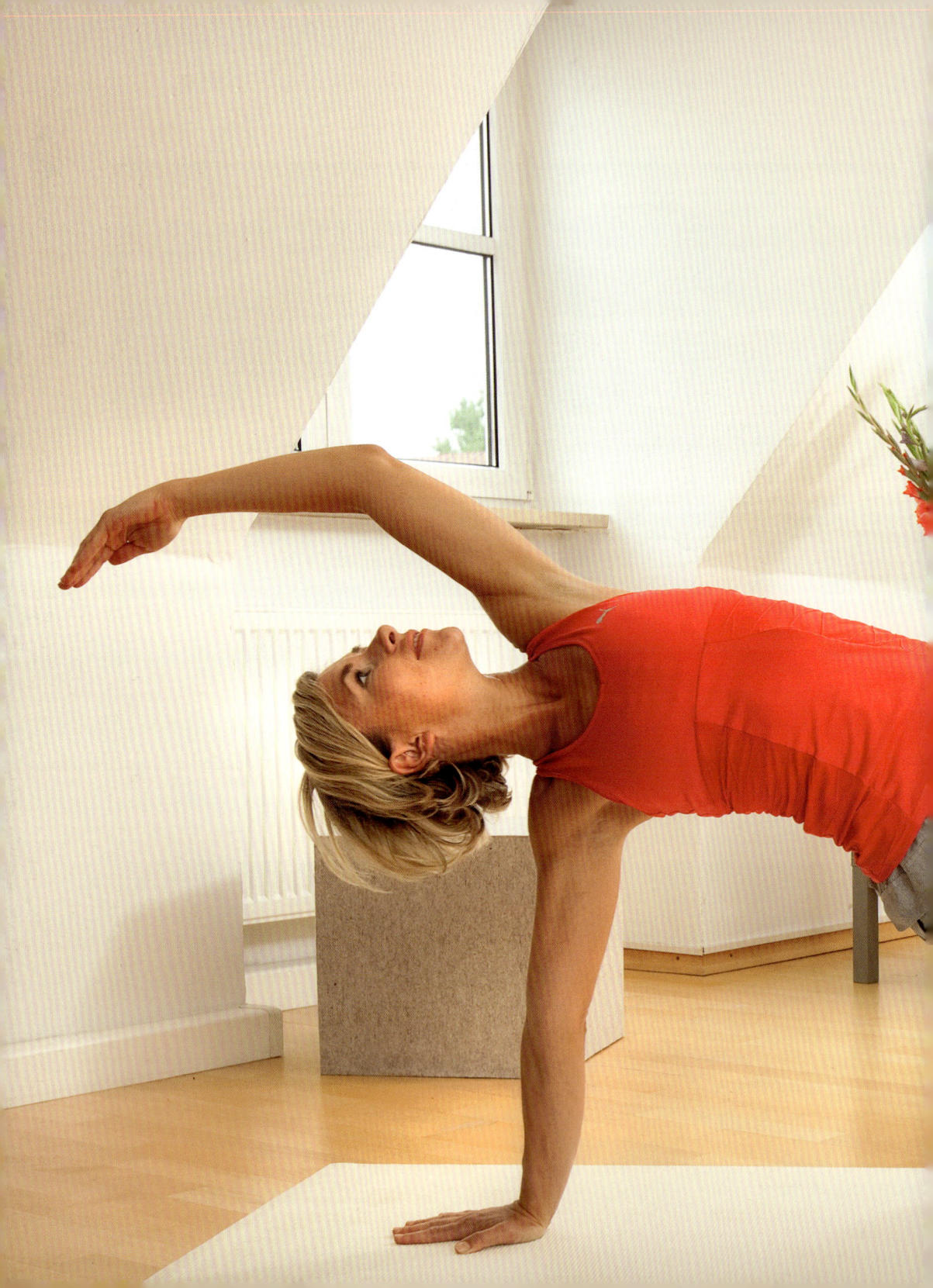

Woche 4:
Feinschliff für die Figur

Ein knackiges Trainingsprogramm für den gesamten Körper sorgt dafür, dass das Gesamtbild stimmt und auch die Proportionen wieder harmonisch und straff aussehen. Vor allem die Haltung und das Gewebe bekommen noch mal viel Zuwendung.

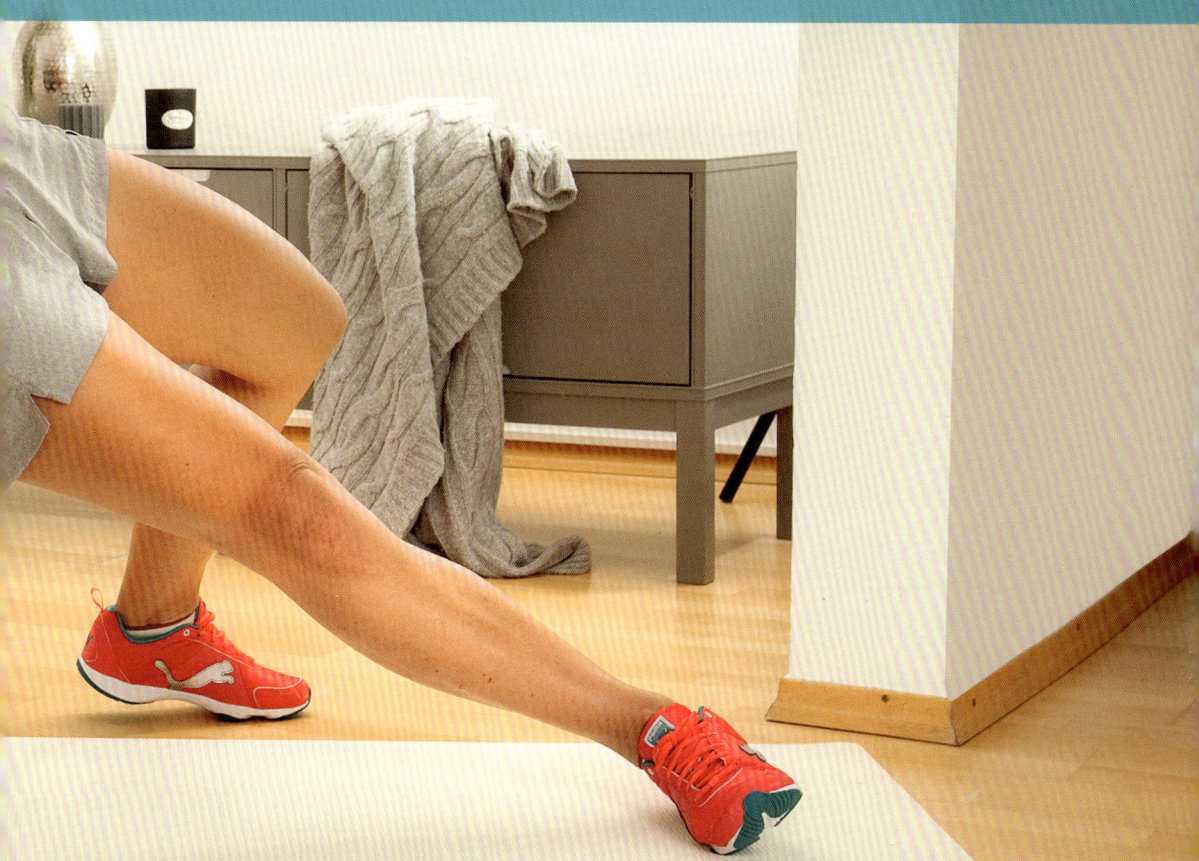

Corekick

1 Stellen Sie sich aufrecht hin und spannen Sie Bauch, Rücken und Beckenboden leicht an. Die Schultern nach hinten und unten ziehen. Heben Sie die Arme bis auf Schulterhöhe an, beugen Sie den rechten Arm im 90-Grad-Winkel und strecken Sie den linken. Lassen Sie den Nacken entspannt. Kreuzen Sie das rechte Bein hinter dem linken und beugen Sie dazu das linke Knie leicht an. Das Gewicht ruht hauptsächlich auf dem linken Bein.

2 Beugen Sie dann das rechte Bein und ziehen Sie das Knie bis auf Höhe der Taille nach rechts oben. Beugen Sie gleichzeitig den Oberkörper aus der Taille heraus nach rechts und spannen Sie dabei die Bauchmuskeln an. Den rechten Fuß locker hängen lassen. Mit dem rechten Fuß einen langsamen Kick zur Seite ausführen.

Das rechte Bein wieder hinter dem linken kreuzen und die Bewegung weiterhin zügig für insgesamt 20 Wiederholungen durchführen, anschließend die Seite wechseln. Machen Sie insgesamt zwei Durchgänge.

Effekt: Trainiert die Taille und die Oberschenkel, verbessert die Balance. Regt die Fettverbrennung an.

TIPP Wenn Sie sehr geübt sind, können Sie bei der zweiten Position mit dem angehobenen Knie auch einen kleinen Kick zur Seite ausführen.

Stützkick

3 Beginnen Sie die Übung im Vierfüßlerstand. Richten Sie die Handgelenke unter den Schultern und die Knie unter den Hüften aus. Stellen Sie die Fußballen auf und schieben Sie das Gesäß auf die Fersen. Drücken Sie die Schultern in Richtung Boden und strecken Sie dann langsam die Knie durch, so gut es mit gestrecktem Rücken möglich ist. Die Fersen in Richtung Boden ziehen. Den Po nach oben schieben, Arme und Schultern in eine Ebene mit dem Oberkörper bringen. Die Haltung gleicht einem umgekehrten V. Den Blick zu den Füßen richten, den Kopf locker hängen lassen. Das Gewicht nach links verlagern und das rechte Bein vom Boden lösen. Heben Sie das Bein an, so gut es geht.

Senken Sie jetzt das Becken ab, bis rechtes Bein und Oberkörper sich auf einer Ebene befinden. Achten Sie auf eine gute Spannung im Beckenboden, um den Rücken zu schützen. Beide Beckenhälften sind nun parallel ausgerichtet.

4 Senken Sie dann das Becken ab, bis Oberkörper und linkes Bein sich auf einer Ebene befinden. Beugen Sie dann das rechte Knie, strecken Sie die rechte Fußspitze und ziehen Sie das Knie in Richtung Brust. Der obere Rücken darf sich ein wenig runden.

Effekt: Kräftigt die Rücken- und die Coremuskulatur, fordert die Bauchmuskeln. Verbessert die Kraft und die Beweglichkeit der Schultern.

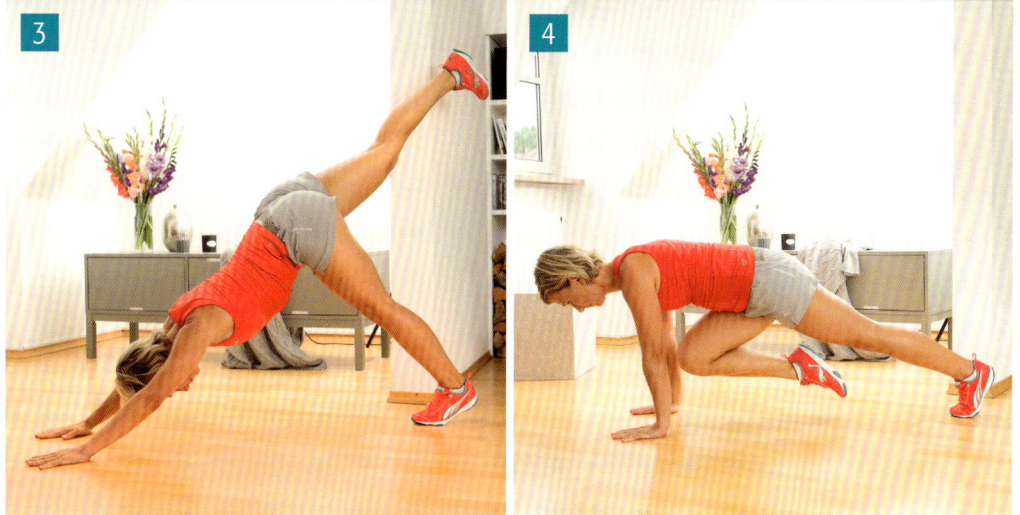

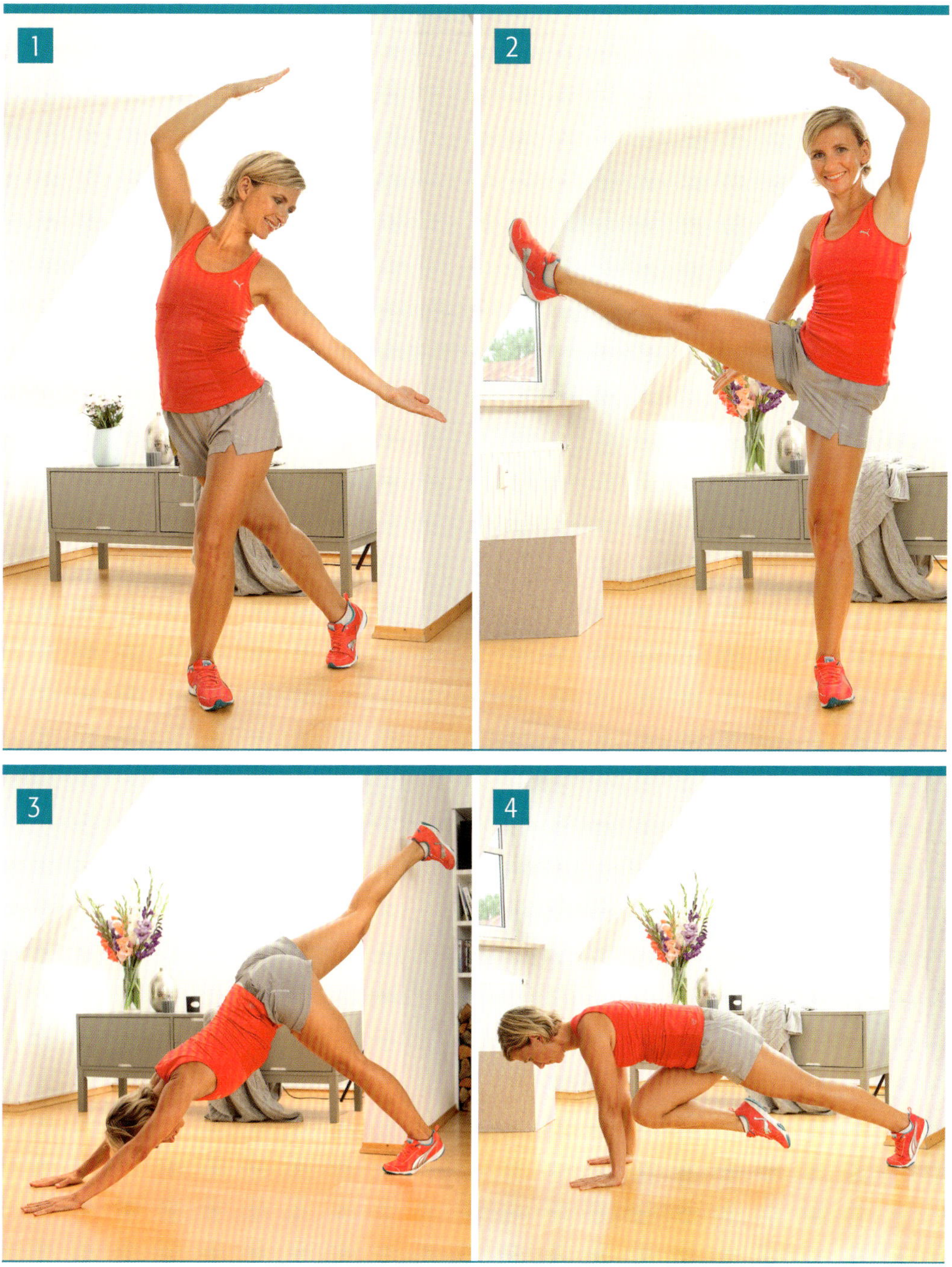

Taillenshaper

5 Legen Sie sich auf die rechte Körperseite. Stützen Sie die rechte Hand flach auf den Boden; die Fingerspitzen zeigen vom Körper weg. Drücken Sie sich aus der rechten Schulter heraus nach oben. Halten Sie die Beine in Verlängerung des Oberkörpers. Heben Sie dann die Hüfte an, bis Beine und Oberkörper eine gerade Linie bilden. Die linke Hand an der Taille abstützen. Wenn möglich, lösen Sie den linken Fuß und setzen Sie die Fußsohle an den rechten Innenschenkel. Ziehen Sie dann den linken Arm senkrecht nach oben. Halten Sie diese Position für 20 Sekunden.

6 Lösen Sie dann den linken Fuß und setzen Sie ihn langsam und kontrolliert hinter dem Körper auf den Boden, die Hüfte kippt dabei eben-falls nach links. Wenn der linke Fuß stabil steht, spannen Sie den Beckenboden stärker an. Drücken Sie die Hüfte fest nach oben und ziehen Sie den linken Arm über den Kopf nach hinten; die Schulter dabei tief lassen. Halten Sie die Position für 20 Sekunden, dann absetzen und die Übung zur anderen Seite wiederholen. Machen Sie zwei Durchgänge.

Effekt: Trainiert die Coremuskulatur und die Armkraft, verbessert die Balance. Fördert die Beweglichkeit von Hüften und Schultern.

TIPP Fällt es Ihnen schwer, den Fuß an den Innenschenkel zu setzen, stapeln Sie einfach tiefer: Setzen Sie den Fuß aufs Knie oder an die Wade.

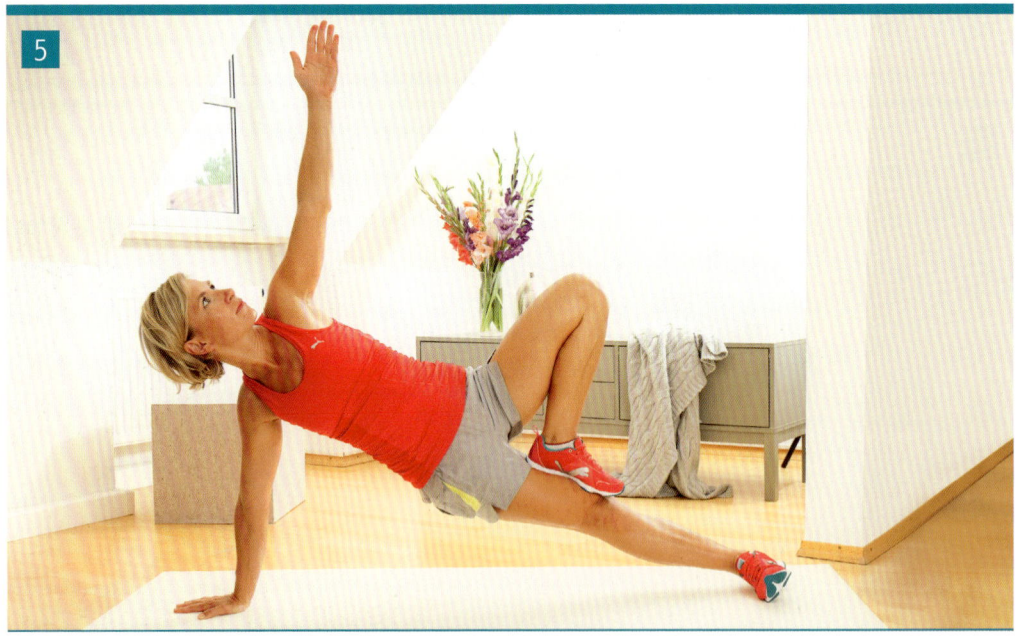

Corestütz

Beginnen Sie die Übung im Vierfüßlerstand und setzen Sie die Handgelenke unter die Schultern und die Knie unter den Hüften auf. Bauch und Beckenboden anspannen, den Rücken gerade halten. Setzen Sie die Fußballen auf und drücken Sie sich in die Liegestützposition mit gestreckten Beinen hoch; die Beine und der Oberkörper befinden sich auf einer Ebene. Drücken Sie alle Finger und auch den Handteller fest in den Boden; die Mittelfinger zeigen dabei nach vorne. Die Schultern nach hinten und unten ziehen. Beugen Sie dann beide Ellbogen, bis die Unterarme fast auf der Matte liegen, senken Sie den Oberkörper bis knapp über dem Boden ab und halten Sie den Rücken weiterhin gerade. Drücken Sie sich dann langsam und kontrolliert wieder mit geradem Rücken nach oben.

Machen Sie insgesamt 10 Wiederholungen.

Sollte Ihnen die Übung mit gestreckten Beinen noch sehr schwerfallen, üben Sie zunächst mit abgelegten Knien. Dazu die Knie 20 Zentimeter weiter hinten als im Vierfüßlerstand positionieren, die Beine beugen und die Fußgelenke überkreuzen. Machen Sie insgesamt drei Sets davon und gehen Sie nicht weiter.

Effekt: Kräftigt Rücken, Bauch, Schultern und Arme. Trainiert die tief liegenden Bauchmuskeln.

TIPP Versuchen Sie bei empfindlichen Handgelenken, die Übung mit Fäusten zu absolvieren. Verwenden Sie bei Bedarf eine dicke Gymnastikmatte als Unterlage.

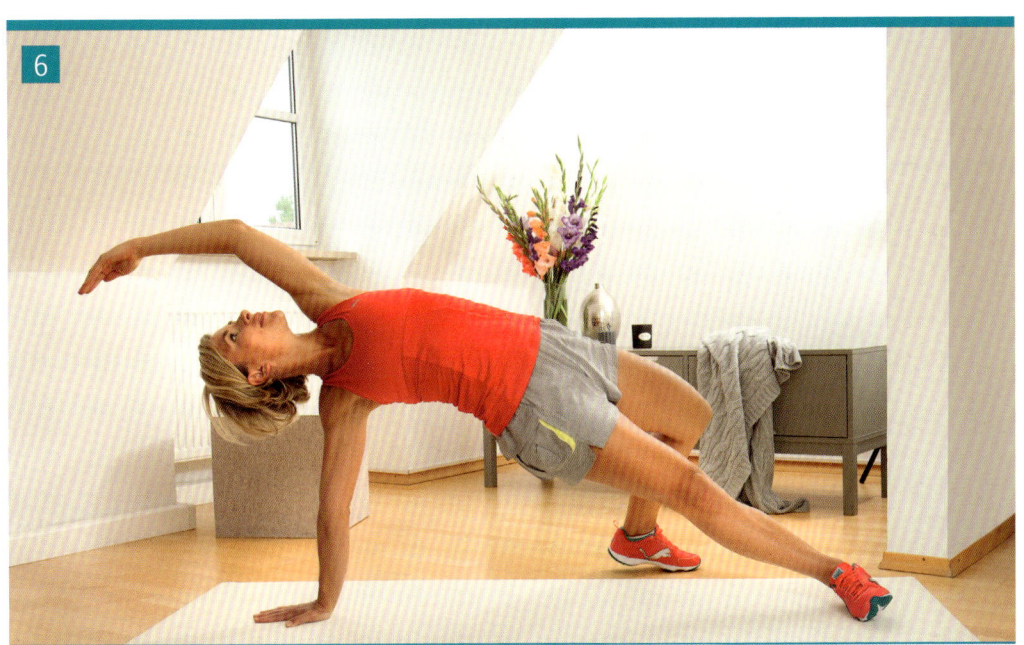

6

Hüftlift

7 Setzen Sie sich auf die rechte Seite und stützen Sie die rechte Hand auf dem Boden ab. Das Handgelenk befindet sich in etwa unter dem rechten Schultergelenk und die Fingerspitzen zeigen vom Körper weg. Die Beine sind noch gebeugt und abgelegt, die linke Hand können Sie an der Taille abstützen. Setzen Sie dann den linken Fuß vor dem Körper auf den Boden und strecken Sie das rechte Bein in Verlängerung des Oberkörpers aus. Drücken Sie sich bewusst aus der Schulter heraus nach oben.

Spannen Sie Bauch und Rücken fest an. Senken Sie dann die Hüfte langsam und mit Körperkontrolle bis knapp über dem Boden ab. Drücken Sie die Hüfte wieder nach oben. Machen Sie insgesamt 20 Wiederholungen, dann nach einer kurzen Pause noch mal 20 Wiederholungen. Wechseln Sie dann die Seite.

Effekt: Stärkt Bauchmuskeln, Arme und Schultern.

TIPP Wird Ihnen die Bewegung nach ein paar Workouts zu lahm, legen Sie das linke Bein einfach über das rechte Bein und üben Sie mit gestreckten Beinen. Einfacher geht's auch: einfach beide Beine übereinanderlegen und die Knie absetzen.

Seitenbauchkombi

8 Beginnen Sie in der Seitlage. Strecken Sie Beine und Oberkörper in einer Linie aus, den rechten Arm zunächst angewinkelt unter den Kopf legen und den linken Arm locker vor dem Körper auf den Boden stützen.
Ziehen Sie die Zehenspitzen heran, um die Körperspannung zu erhöhen, und lösen Sie dann das linke Bein vom rechten. Halten Sie das Bein in der Luft. Bauch, Rücken und Beckenboden leicht anspannen. Heben Sie das Bein an, so hoch es ohne Hüftbewegung mög-

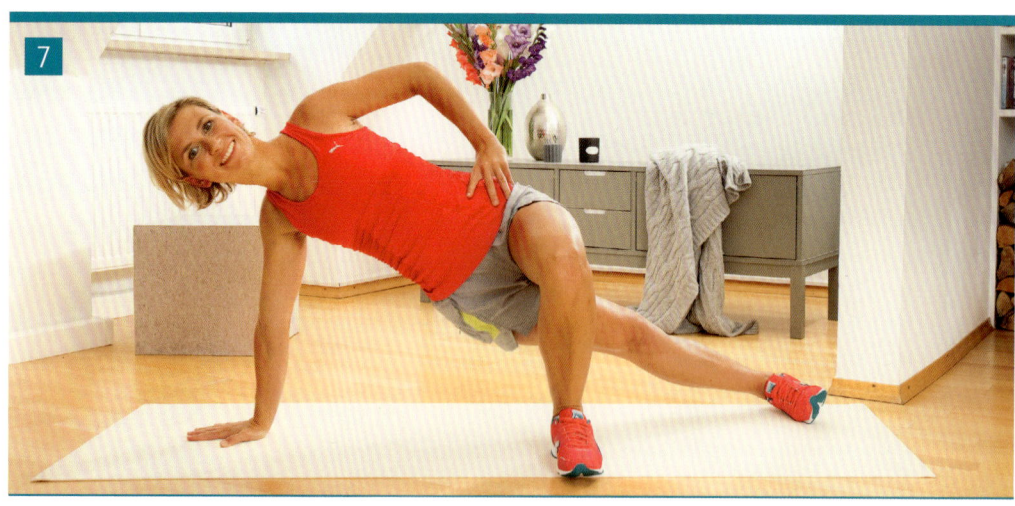

lich ist. Senken Sie das linke Bein wieder bis knapp über dem rechten Bein ab. Wiederholen Sie das 20 Mal. Dann das rechte Bein ebenfalls vom Boden lösen und beide Beine geschlossen knapp über dem Boden halten. Heben Sie beide Beine an, so hoch es geht.

9 Wiederholen Sie das 10 Mal und legen Sie anschließend die Beine ab. Halten Sie die Beine in Verlängerung des Oberkörpers. Strecken Sie nun den rechten Arm nach vorne und legen Sie ihn auf dem Boden ab; die Handfläche zeigt nach oben. Den linken Arm knapp über dem Körper in Richtung Füße ausstrecken und auch den Blick zu den Füßen richten, den Kopf dazu

leicht anheben. Heben Sie nun den Oberkörper an, so weit es möglich ist, und nähern Sie die unteren Rippen der Hüfte an. Senken Sie den Oberkörper wieder, aber legen Sie ihn nicht mehr ab. Wiederholen Sie die Bewegung 10 Mal.

Kombinieren Sie beiden Bewegungen: Heben Sie beide Beine und den Oberkörper gleichzeitig an und senken Sie Beine und Oberkörper wieder. Wiederholen Sie das 10 Mal, dann lösen und eine Pause machen. Absolvieren Sie anschließend 10 Wiederholungen.

Effekt: Trainiert die seitliche Bauchmuskulatur und verbessert das Gleichgewicht.

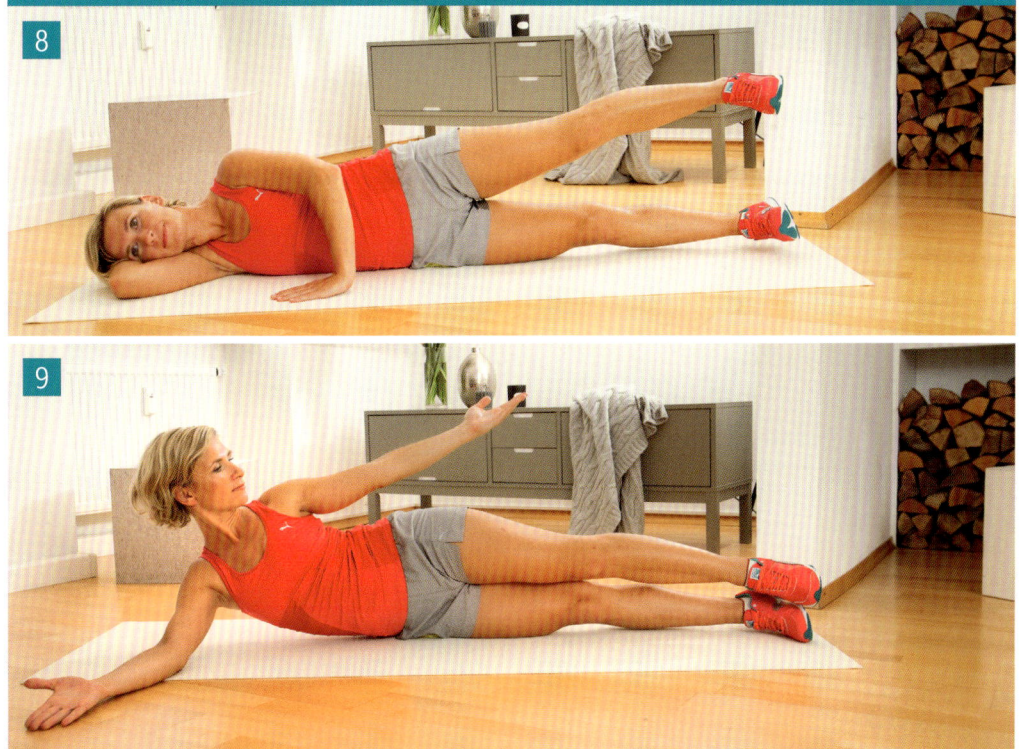

Bauchdynamo

10 Setzen Sie sich gerade auf den Boden und richten Sie den Rücken auf. Bauch und Beckenboden leicht anspannen. Die Hände links und rechts neben dem Körper auf dem Boden abstützen und die Schultern nach hinten und unten ziehen. Beine zunächst gebeugt halten und Füße flach auf den Boden stellen. Den Kopf in Verlängerung der Wirbelsäule halten. Bauchspannung erhöhen und Oberkörper leicht nach hinten neigen. Lösen Sie dann die Füße vom Boden und drehen Sie sich nach rechts. Die linke Gesäßhälfte vom Boden lösen. Halten Sie die Knie geschlossen und ziehen Sie die Schulterblätter zueinander.

Strecken Sie dann die Beine aus, indem Sie die Fersen nach vorne schieben. Halten Sie die Beine dabei geschlossen.

Ziehen Sie dann die Knie wieder zur Brust und beugen Sie dabei die Knie. Die Zehenspitzen anziehen. Insgesamt 10 Mal in langsamem Tempo wiederholen, dann das Tempo steigern und noch mal 20 Wiederholungen in schnellem Tempo machen. Wieder langsamer werden, 10 weitere Wiederholungen anschließen. Dann die Füße kurz abstellen eine Pause machen und dann die Seite wechseln. Übung zur anderen Seite wiederholen.

Effekt: Kräftigt die Bauchmuskeln und die Coremuskulatur. Trainiert die Beine.

Yogabauch

11 Beginnen Sie mit der Übung im Sitzen. Stellen Sie die Füße flach auf den Boden, etwa 20 Zentimeter vor dem Gesäß. Greifen Sie die

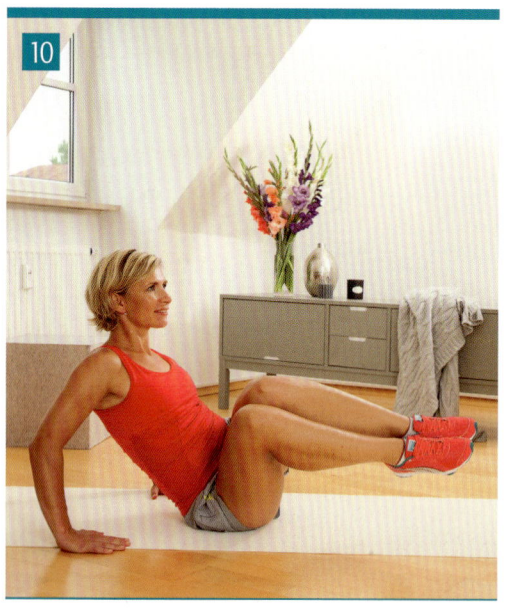

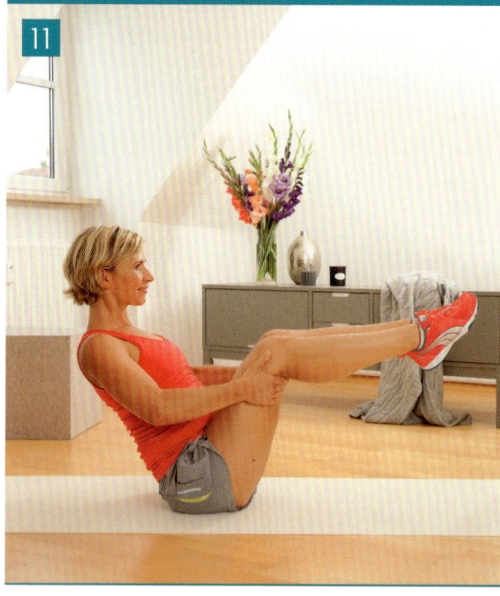

Oberschenkel von außen und richten Sie den Rücken auf. Sie sollten jetzt auf den Sitzknochen sitzen, die Wirbelsäule ist aufrecht. Entspannen Sie Nacken- und Schulterpartie.

Ziehen Sie den Nabel nach innen und oben, spannen Sie Bauch und Beckenboden sehr bewusst an. Lehnen Sie dann den Oberkörper leicht nach hinten, bis sich die Füße fast von selbst vom Boden lösen. Heben Sie dann die Unterschenkel nacheinander an, bis sie parallel zum Boden sind. Halten Sie die Position für 30 Sekunden, dann langsam lösen und die Füße absetzen. Runden Sie den Oberkörper kurz nach vorne und lehnen Sie sich an die Beine; dann die nächste von insgesamt 3 Wiederholungen anschließen.

Machen Sie dann noch 2 weitere Wiederholungen von der folgenden Variante:

Setzen Sie sich wieder aufrecht hin, die Arme neben den Beinen parallel zum Boden ausstrecken und nach hinten lehnen, Beine anheben. Strecken Sie jetzt die Beine aus und halten Sie sie so weit oben wie möglich.

Effekt: Formt die Bauchmuskulatur auf allen Levels, verbessert das Gleichgewicht.

Bauchstraffer

12   Legen Sie sich auf den Rücken. Winkeln Sie beide Beine an und stellen Sie die Füße flach auf den Boden. Den Beckenboden und den Bauch anspannen und das Becken leicht nach oben kippen. Halten Sie die Arme zunächst neben dem Körper. Entspannen Sie Nacken und Schultern. Heben Sie dann das Becken leicht an und legen Sie die Hände un-

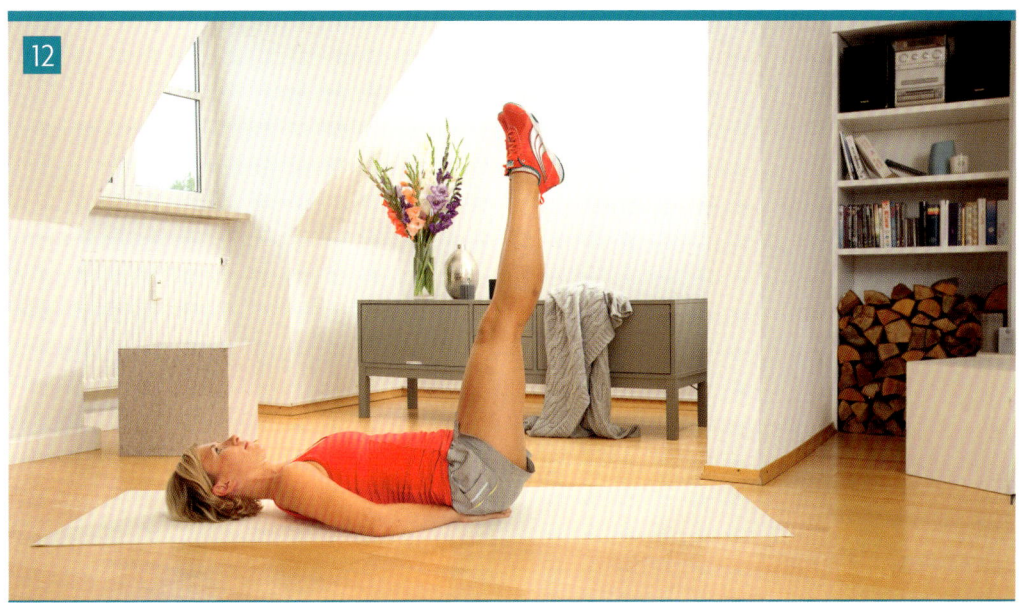

ter das Kreuzbein, den breitesten knöchernen Bereich am unteren Rücken. Die Handflächen zum Boden drehen und mit Daumen und Zeigefingern ein Dreieck bilden. Die Schultern noch mal bewusst lockern. Das Becken auf die Hände absenken. Heben Sie dann die Beine nacheinander an und strecken Sie sie senkrecht nach oben aus. Fußgelenke, Knie und Hüften sind senkrecht übereinander. Zehenspitzen heranziehen und die Bauchspannung erhöhen. Senken Sie dann die Beine langsam so weit wie möglich ab und stoppen Sie, wenn Sie das Gefühl haben, dass es zu schwer wird.

Heben Sie die Beine langsam und kontrolliert wieder an, bis sich die Beine wieder senkrecht über den Hüftgelenken befinden. Wiederholen Sie die Bewegung 5 Mal, dann die Beine abstellen. Nach einer kurzen Pause einen zweiten Durchgang anschließen.

Effekt: Trainiert den unteren Bauch und den Beckenboden, stärkt die Hüften.

Bauchmuskelpush

13 Beginnen Sie mit der Übung in der Rückenlage. Stellen Sie die Füße 20 Zentimeter vor dem Gesäß flach auf den Boden. Kippen Sie das Becken leicht nach oben und ziehen Sie den Nabel nach innen und in Richtung Rippen hoch. Spannen Sie Bauch und Beckenboden leicht an. Nacken und Schultern entspannen. Strecken Sie dann die Arme seitlich in Schulterhöhe aus, die Handflächen nach unten drehen. Erhöhen Sie die Bauchspannung. Lösen Sie dann die Füße vom Boden und heben Sie die Unterschenkel an. Die Knie sollten sich senkrecht über den Hüften befinden und die Waden parallel zum Boden sein. Erhöhen Sie die Bauchspannung und senken Sie dann die gebeugten Knie geschlossen nach rechts ab, so tief es Ihnen mit Körperkontrolle möglich ist. Heben Sie dann die Knie wieder an, bis sie senkrecht über den Hüften sind. Senken Sie die Knie dann zur anderen Seite ab.

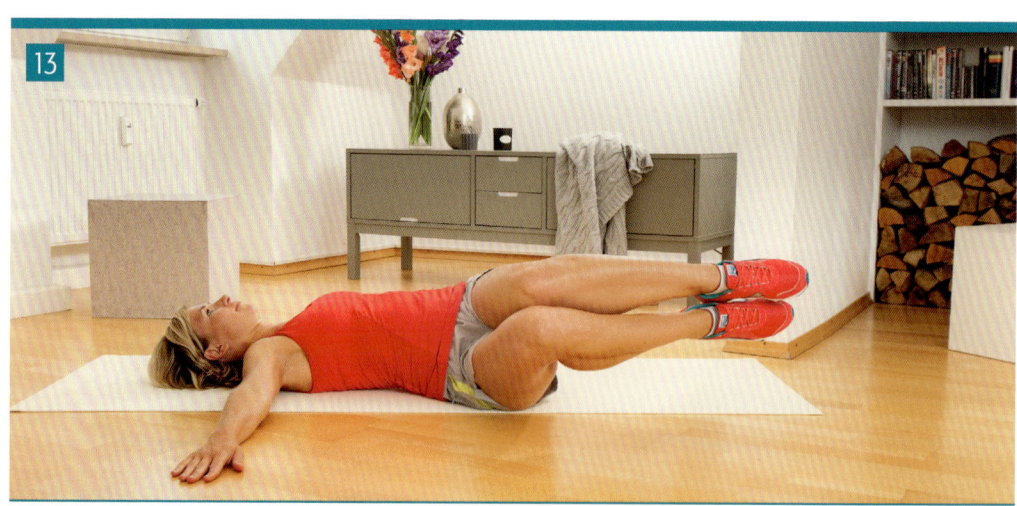

Wiederholen Sie die Bewegung zu beiden Seiten 10 Mal. Stellen Sie dann die Füße ab und machen Sie eine kurze Pause. Wiederholen Sie die Übung ein zweites Mal.

Effekt: Formt Bauch und Taille, verbessert die Beweglichkeit der Wirbelsäule.

TIPP
Behalten Sie die volle Körperkontrolle, indem Sie die Knie sehr langsam absenken. So merken Sie genau, wann die Belastung zu intensiv wird.

Hüftdehnungen

Legen Sie sich zunächst ganz bequem und entspannt auf den Rücken. Lassen Sie die Fußspitzen nach außen kippen, halten Sie die Arme locker neben dem Körper; Handflächen zeigen nach oben. Atmen Sie ein paar Mal tief durch.

Ziehen Sie dann die Arme über den Kopf und strecken Sie sich nach Herzenslust für einige Atemzüge.

14 Rollen Sie sich anschließend auf den Bauch und kommen Sie zum Fersensitz nach oben. Achten Sie darauf, die Knie fest aneinanderzudrücken, und verwenden Sie gegebenenfalls einen Gurt oder Bademantelgürtel, um die Knie zusammenzubinden. Heben Sie das Gesäß nun an und öffnen Sie die Füße zu den Seiten, sodass Sie sich zwischen den Füßen auf den Boden setzen können. Sollte Ihnen das nicht möglich sein, setzen Sie sich auf einem kleinen Kissen, einem Yogablock oder einer zusammengelegten Decke ab. Bevor Sie sich absetzen, greifen Sie mit beiden Händen die Waden und rollen Sie sie von innen nach außen. Wenn Sie gut sitzen, greifen Sie die Fersen von innen und drehen Sie sie nach außen, um den Druck auf die Knie zu verringern. Richten Sie jetzt den Rücken gut auf und spannen Sie den Beckenboden fest an. Halten Sie die Deh-

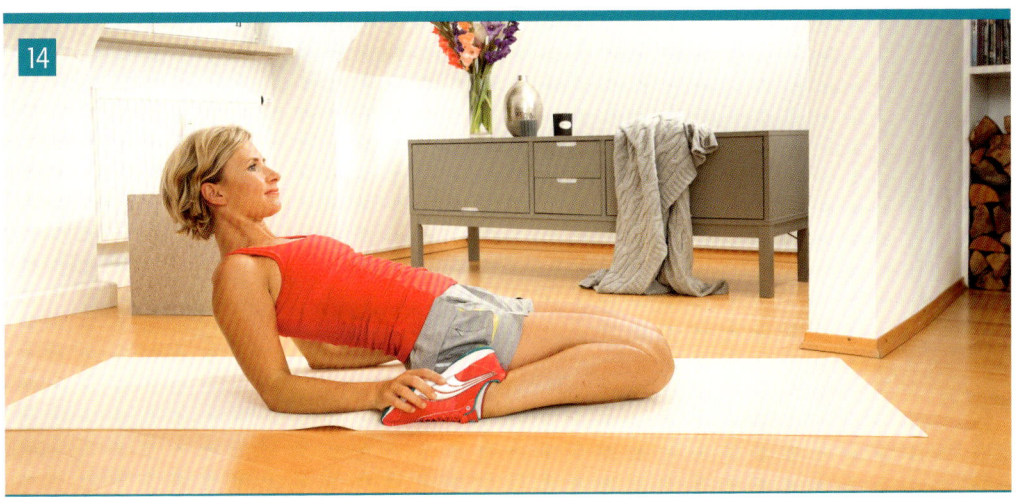

14

nung für 30 Sekunden. Sollten Sie ein Hilfsmittel unter dem Gesäß haben, bleiben Sie bei dieser Haltung und gehen Sie nicht weiter. Wenn Sie gut und fest verwurzelt auf dem Boden sitzen, gehen Sie einen Schritt weiter: Stützen Sie die Hände hinter dem Körper auf, die Fingerspitzen zeigen zum Körper. Drücken Sie das Becken leicht nach vorne und erhöhen Sie die Spannung im Beckenboden, um den unteren Rücken zu schützen. Setzen Sie dann die Ellbogen auf den Boden und legen Sie den Oberkörper nach hinten auf den Boden. Die Knie bleiben weiterhin geschlossen. Halten Sie diese Position für 30 Sekunden und kommen Sie dann langsam und kontrolliert wieder nach oben.

Effekt: Dehnt die gesamte Körpervorderseite, verbessert die Beweglichkeit der Hüften. Dehnt die Brust- und Schultermuskulatur.

Oberschenkelstretching

15 Beginnen Sie die Übung auf allen vieren. Stützen Sie die Hände fest in den Boden. Legen Sie dann den linken Unterschenkel vor dem Körper auf den Boden und strecken Sie das rechte Bein gerade nach hinten aus. Linken Unterschenkel so parallel wie möglich zum vorderen Mattenrand ablegen. Der rechte Fußrücken liegt flach auf dem Boden und beide Hüften sind parallel. Spannen Sie den Beckenboden fest an und richten Sie das Becken auf, indem Sie es fest nach vorne drücken. Versuchen Sie, die rechte Hüftseite zum Boden zu drücken, und setzen Sie beide Hände neben den Hüften auf den Boden. Strecken Sie den Oberkörper.

Halten Sie diese Position für 30 Sekunden und legen Sie anschließend den Oberkörper langsam nach vorne ab, neigen Sie sich über das linke gebeugte Bein. Die Stirn zum Boden bringen und die Arme locker nach vorne ausstrecken; schließen Sie die Augen und atmen Sie tief durch. Halten Sie die Position für 30 Sekunden und richten Sie sich dann langsam auf. Wechseln Sie die Seite.

Effekt: Dehnt die Hüften, das Gesäß und die Vorderseiten der Oberschenkel.

TIPP Wenn Sie die rechte Hüfte nicht zum Boden drücken können und das als unangenehm empfinden, können Sie ein kleines Kissen oder eine zusammengelegte Decke unterlegen.

Yogastretching 2

Beginnen Sie in der Rückenlage. Halten Sie die Arme zunächst neben dem Körper, die Füße flach auf dem Boden. Legen Sie dann die Fußsohlen aneinander und lassen Sie die Knie locker zu den Seiten kippen. Legen Sie die Hände sanft auf die Innenseiten der Knie, aber üben Sie keinen Druck aus.

16 Halten Sie die Position für 30 Sekunden. Legen Sie die Hände dann an die Außenseiten der Knie und schließen Sie diese wieder. Strecken Sie dann die Beine aus und rollen Sie sich langsam auf den Bauch. Setzen Sie die Hände unter den Schultern auf und drücken Sie sich in den Vierfüßlerstand hoch. Setzen Sie dann die Hände weit nach vorne und strecken Sie die Arme aus, die Schultern zum Boden drücken. Halten Sie die Position 30 Sekunden lang. Dann den Po auf die Fersen setzen, die Arme neben dem Körper nach hinten ausstrecken und die Stirn zum Boden bringen. Schließen Sie die Augen und spüren Sie der Übung noch einen Moment nach.

Effekt: Dehnt den Brust-Schulter- und den Beckenbereich.

TIPP Sie können beim Übungsteil in der Rückenlage die Knie unterstützen, wenn Ihnen das Schweben der Knie unangenehm sein sollte.

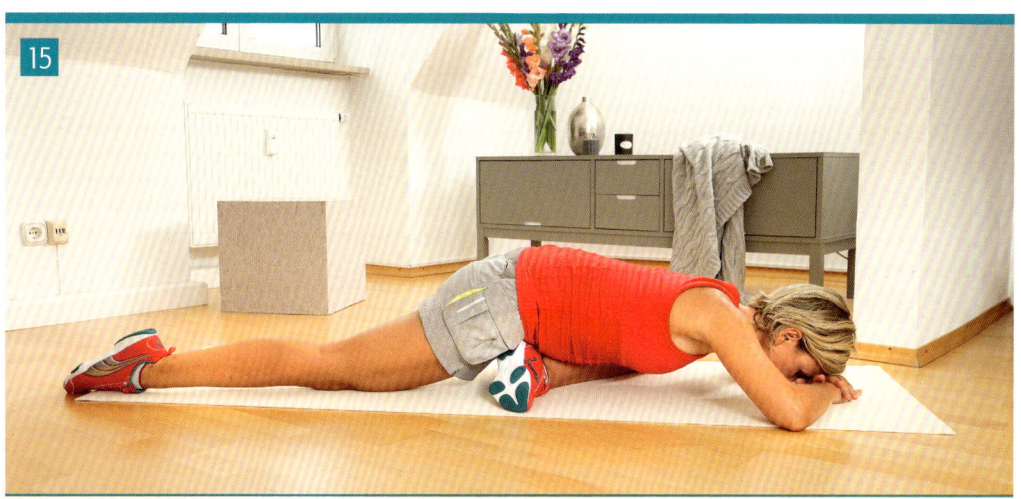

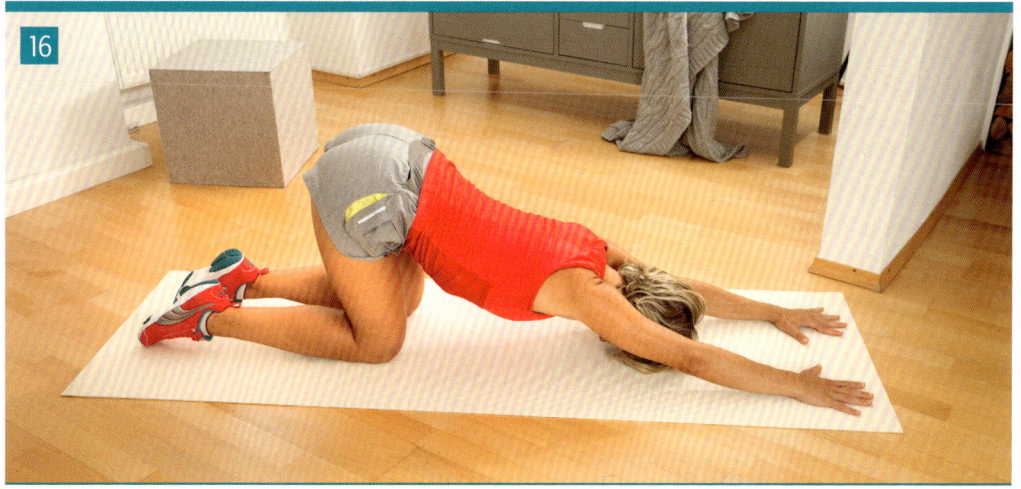

Trainingsplan für vier Wochen im Überblick

Woche 1

Tag 1: Warm-up. Powerstep, Kniebeuge, Beinschwebe, Sidetap, Seilspringen, enge Kniebeuge, Kickpower, Core-Kombination, Hüftdehnung, Bruststretch

Tag 2: Warm-up. Powerstep, Seithop, Ausfallschritt, Punches, Kneelift, Kickpower, Core-Kombination, Hüftdehnung, Bruststretch

Tag 3: Warm-up. Powerstep, Kniebeuge, Seithop, Powerjump, Beinschwebe, Sidetap, Seilspringen, Core-Kombination, Hüftdehnung, Bruststretch

Tag 4: Pause

Tag 5: Warm-up. Ausfallschritt, Punches, Powerjump, Kneelift, Sidetap, Seilspringen, enge Kniebeuge, Core-Kombination, Hüftdehnung, Bruststretch

Tag 6: Warm-up. Powerstep, Beinschwebe, Kniebeuge, Ausfallschritt, Punches, Powerjumps, Kickpower, Core-Kombination, Hüftdehnung, Bruststretch

Tag 7: Pause

Woche 2

Tag 1: Warm-up. Knee Raise, Jumping Punch, Innenschenkelkraft, Sidekick, Kletterwalk, Beinkreuzen, Beinrückseitenstrech, Schulterstretch

Tag 2: Warm-up. Knee Raise, Enge Squats, Skatesprung, Jab und Sidekick, Burpees, Spiderkick, Dehnungen

Tag 3: Warm-up. Knee Raise, Jumping Punch, Innenschenkelkraft, Sidekick, Kletterwalk, Beinkreuzen, Beinrückseitenstretch, Schulterstretches

Tag 4: Pause

Tag 5: Warm-up. Knee Raise, Enge Squats, Skatesprung, Jab und Sidekick, Burpees, Spiderkick, Dehnungen

Tag 6: Warm-up. Enge Squats, Jumping Punch, Innenschenkelkraft, Sidekick, Jab und Sidekick, Kletterwalk, Spiderkick, Beinkreuzen, Dehnungen

Tag 7: Pause

Woche 3

Tag 1: Warm-up. Balancekick, Beinkombi, Bodypower, Coretraining, Trizepskick, Bauchcurl, Schenkelstretches, Rückendehnung

Tag 2: Warm-up. Beinkombi, Hiplift, Trizepskick, Bauchcurl, Bauchjump, Rückenkombi, Schenkelstretches, Rückendehnung

Tag 3: Warm-up. Balancekick, Beinkombi, Bodypower, Coretraining, Trizepskick, Bauchcurl, Schenkelstretches, Yogastretching

Tag 4: Pause

Tag 5: Warm-up. Beinkombi, Hiplift, Trizepskick, Bauchcurl, Bauchjump, Rückenkombi, Schenkelstretches, Rückendehnung

Tag 6: Warm-up. Balancekick, Beinkombi, Bodypower, Coretraining, Trizepskick, Bauchcurl, Schenkelstretches, Yogastretching

Tag 7: Pause

Woche 4

Tag 1: Warm-up. Corekick, Stützkick, Corestütz, Hüftlift, Seitenbauchkombi, Bauchdynamo, Bauchmuskelpush, Hüftdehnungen, Yogastretching 2

Tag 2: Warm-up. Corekick, Taillenshaper, Seitenbauchkombi, Yogabauch, Bauchstraffer, Bauchmuskelpush, Oberschenkelstretching, Yogastretching 2

Tag 3: Warm-up. Corekick, Stützkick, Corestütz, Hüftlift, Seitenbauchkombi, Bauchdynamo, Bauchmuskelpush, Hüftdehnungen, Yogastretching 2

Tag 4: Pause

Tag 5: Warm-up. Corekick, Taillenshaper, Seitenbauchkombi, Yogabauch, Bauchstraffer, Bauchmuskelpush, Oberschenkelstretching, Yogastretching 2

Tag 6: Warm-up. Corekick, Stützkick, Corestütz, Hüftlift, Seitenbauchkombi, Bauchdynamo, Bauchmuskelpush, Hüftdehnungen, Yogastretching 2

Tag 7: Pause

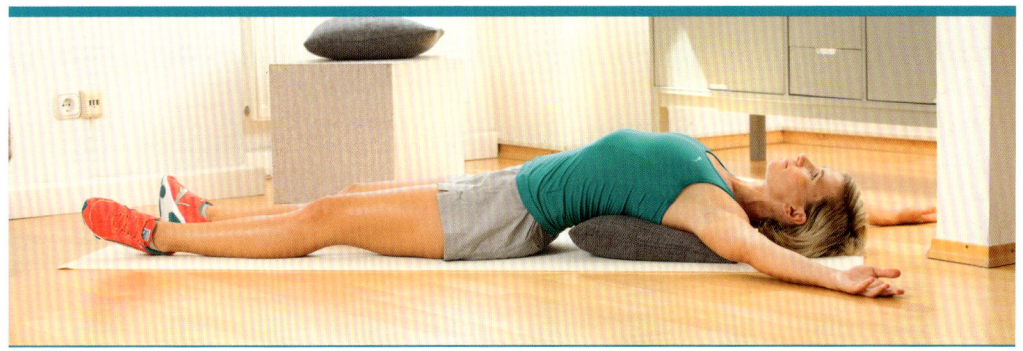

Übungsverzeichnis

Weiterführende Literatur

Birkel, Reymann: *Der Lauf-Guide für Frauen*. BLV, München 2013.

Delavier, Frédéric: *Muskel Guide für Frauen. BLV*, München 2011.

Dorit Herpel, Mirelle: *Richtig trainieren mit dem Thera-Band*. BLV, München 2012.

Hahn, Michael: *Richtig Schwimmen*. BLV, München 2013.

Oellerich, Heike, Wessels, Miriam: *Soforthilfe-Yoga*. BLV, München 2013.

Winkler, Nina: *Figur-Guide für Bauch, Beine, Po: Richtig abnehmen, effektiv straffen, nachhaltig schlank bleiben*. Südwest-Verlag, München 2011.

Winkler, Nina: *Powertraining für Bauch und Beckenboden*. Südwest-Verlag, München 2008.

Winkler, Nina: *Bauch, Beine, Po intensiv*. GU, München 2009.

Winkler, Nina: *Bauch, Beine, Po intensiv mit Core-Training*. GU, München 2011.

Weiterführende DVDs

Fatburner-Bootcamp: Endlich richtig Fett verbrennen. DVD, KSM Media.

Bauch, Beine, Po intensiv mit Core-Training. DVD, Unit Media, Heidelberg.

Fatburner intensiv mit Bodyshaping. DVD, Unit Media, Heidelberg.

Bikini-Workout: Schlank und straff in Redkordzeit. DVD, Unit Media, Heidelberg.

Weg mit Cellulite: Straffe Beine, sexy Po. DVD, Unit Media, Heidelberg.

Weiterführende Links

Training

Kontakt zur Autorin, Personal Training:
www.ninawinkler.de
www.facebook.de/MsNinaWinkler

Trainingstipps: www.patrikbaboumian.de

Ausbildung zur Trainerin: www.ifaa.de

Gute Auswahl von Trainingsbekleidung:
www.keller-sports.de

Sportartikelhersteller: www.puma.de

Pulsuhren:
http://www.sigmasport.com/de/startseite/

Cardiotraining und Muskelübungen in einem:
www.bikramyogamuenchen.de
www.bikramaltona.de
www.bikram-berlin.de

Fitnesstraining online, gute Übungsauswahl:
www.fitnessraum.de

Ernährung

Infos zum Thema vegane Ernährung vom Gesundheits- und Ernährungsexperten Dr. Rüdiger Dahlke, Seminartermine:
www.taman-ga.at

Tolle Kochbücher, vegane Tipps:
www.attilahildmann.de
www.volker-mehl.de
www.veganheadchef.com
www.surdhamskitchen.com

Mehr über Veganismus:
www.vegane-gesellschaft.org

Weitere Seiten, die hilfreich für vegetarisch-gesunde Ernährungs-formen sind:
www.terraelements.de
www.superfoodforyou.de
www.raw-living.de
www.germanygoesraw.de

Motivation

Interessante Ansichten zum Thema Ernährung und Fitness:
www.thebananagirl.com

Gute Quelle für Übungen:
www.shape.de

Authentische Selbstfindung:
www.dietergurkasch.de

Ein herzlicher Dank an Puma für die Ausstattung unseres Models.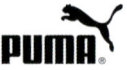

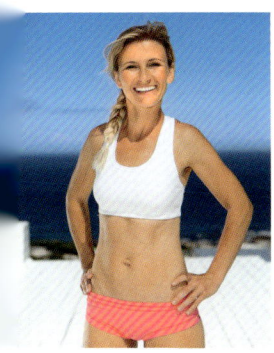

Über die Autorin

Nina Winkler ist Fitness-Spezialistin mit Leib und Seele. Sie ist ausgebildete Group-Fitness- und Personal Trainerin und unterrichtet seit über 15 Jahren in und um München und in ihrer zweiten Heimat Kapstadt, Südafrika, in namhaften Fitness- und Yogastudios bzw. trainiert Privatkunden. Sie hat zahlreiche Ausbildungen, ist beispielsweise geprüfte Aerobic- und Stepaerobictrainerin, mehrfach lizensierte Tae Bo-Instruktorin und Core-Trainerin. Seit 2011 ist sie lizensierte Jivamukti-Yogalehrerin. Wer sich gerne persönlich beraten lassen möchte, kann Ninas Expertise bei einem Personal Training in München oder Kapstadt genießen – oder auch via Skype-Beratung in Bestform kommen.
Kontakt über: www.facebook.de/MsNinaWinkler oder www.ninawinkler.de

Impressum

Bibliografische Information der Deutschen Nationalbibliothek

Die Deutsche Nationalbibliothek verzeichnet diese Publikation in der Deutschen Nationalbibliografie; detaillierte bibliografische Daten sind im Internet über http://dnb.d-nb.de abrufbar.

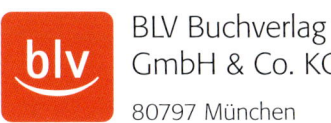

BLV Buchverlag
GmbH & Co. KG

80797 München

© 2014 BLV Buchverlag GmbH & Co. KG, München

Bildnachweis:
Alle Bilder von Ulli Seer, außer S. 20:
Sigma-Elektro GmbH

Grafik: Angelika Brauner, Hohenpeißenberg

Umschlaggestaltung: Kochan & Partner, München
Umschlagfotos: Ulli Seer

Lektorat: Janina Beckmann
Herstellung: Angelika Tröger
Layoutkonzept Innenteil: Kochan & Partner, München
DTP: Satz+Layout Fruth GmbH, München

Gedruckt auf chlorfrei gebleichtem Papier

Printed in Germany
ISBN 978-3-8354-1251-4

Hinweis
Das vorliegende Buch wurde sorgfältig erarbeitet. Dennoch erfolgen alle Angaben ohne Gewähr. Weder Autorin noch Verlag können für eventuelle Nachteile oder Schäden, die aus den im Buch vorgestellten Informationen resultieren, eine Haftung übernehmen.

Kraftvoll zur Traumfigur

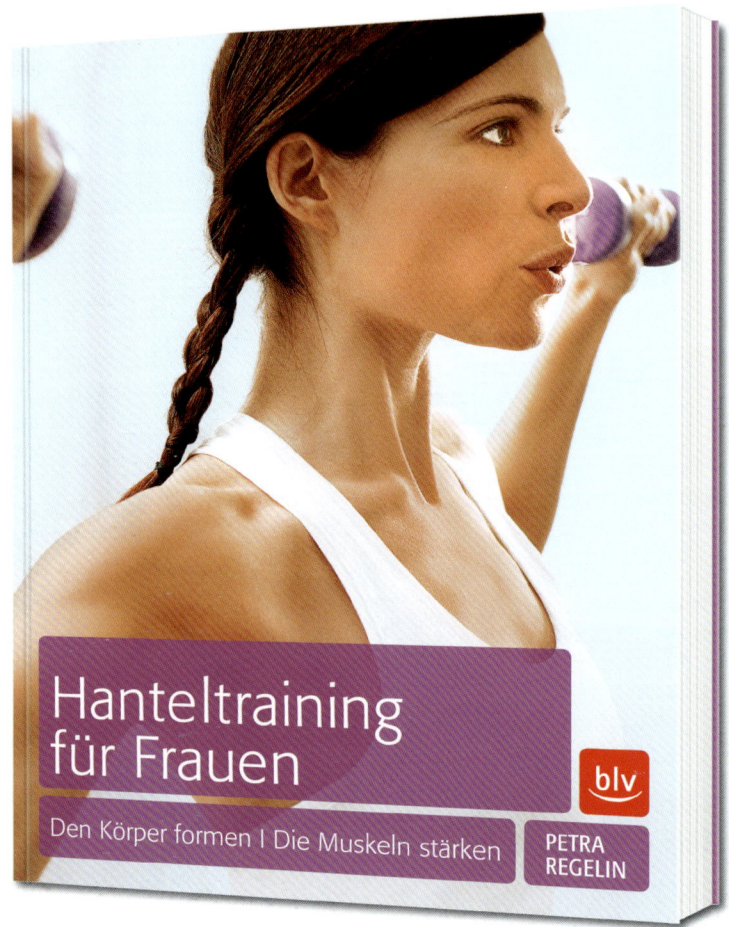

Petra Regelin
Hanteltraining für Frauen
Motiviert zum Mitmachen: Hanteltraining für die Wunschfigur · Übungen,
die genau auf die Trainingsziele der Leserinnen abgestimmt sind · Body-
styling: den Körper sanft und gezielt modellieren · Programme für Fitness
und Wohlbefinden.
ISBN 978-3-8354-1119-7